先進医療 NAVIGATOR
がん先進医療の最前線

編集 先進医療フォーラム
監修 堀田知光
企画 藤原康弘

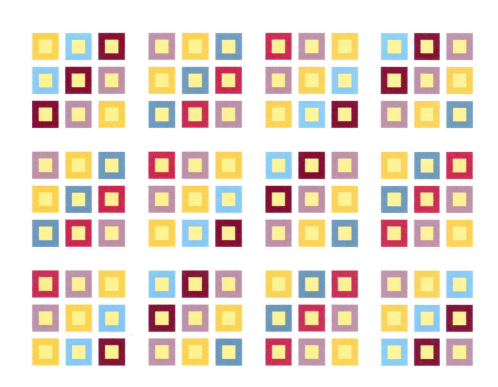

日本医学出版

巻 頭 言

　平成16年の厚生労働大臣と内閣府特命担当大臣（規制改革、産業再生機構）との「基本的合意」に基づいて、保険給付の対象に至らない先進的な医療技術の将来的な保険導入への可能性を見極めるための評価療養として一定の条件を満たせば、保険診療との併用を可能とする「先進医療制度」が発足した。先進医療制度には先進医療Aと先進医療Bに区分されている。

　先進医療Bの対象は「①未承認もしくは適応外の医薬品、医療機器の使用を伴う医療技術、②未承認・適応外使用を伴わない医療技術であっても安全性、有効性の観点から実施環境や技術の効果などについて特に重点的な観察・評価を要するもの」とされている。

　本書は、先進医療B制度を用いて実施されているがん臨床試験について、先進医療の技術の背景、プロトコールの概要、症例登録や中間解析結果などの進捗状況と将来の課題を実施医療機関の担当者が分かりやすく解説するガイドブックとして企画されたものである。

　日本医学出版は、先進医療NAVIGATORのシリーズとして平成27年3月に国立がん研究センター理事長の堀田知光氏の監修で―がんの先進医療―の特集を出版しているが、今回再び堀田知光（国立がん研究センター名誉総長）監修、藤原康弘（国立がん研究センター）企画で「がん先進医療NAVIGATOR―がん先進医療の最前線―先進医療フォーラム編集」を出版することとなった。

　平成27年版ではワクチン、NKT細胞、γδT細胞を使った免疫療法、ラジオ熱波を使った治療法などに関する最近の知見が紹介されていたが、今回の版では前回のワクチン療法、NKT細胞などを用いた免疫療法に加えて、複数の抗がん剤の静脈注射と腔内投与との併用の有効性、抗がん剤と放射線併用療法、ポジトロン断層撮影による再発の早期診断、HER2陽性胃がんに対する術前trastuzumabの有効性、内視鏡下手術用ロボットを用いた腹腔鏡下子宮全摘出、肝細胞がんや非小細胞肺がんに対する重粒子線や陽子線を用いての治療、27年版でも紹介されているS-1内服による膵がんや胃がんの治療（いずれも化学療法剤と併用）、免疫check point阻害剤と化学療法剤との併用など、最近の話題が紹介されている。私が特に注目したのは直腸がんに対する術後アスピリン経口投与療法で、この方法の有用性については外国でも従来から注目されている。その他遺伝子パネル検査についても3つのグループによって報告されており、この検査がわが国のがん治療において今後広く応用されることを示している。

　今回の特集は36編に及んでおり、著者の方々はいずれもわが国のがん治療をリードされておられる方々であり、正しく日本のがん治療の今後の方向性を示す本であるといっても過言ではないであろう。

　令和元年6月

公益社団法人　地域医療振興協会会長　髙久 史麿

監修の序

　先進医療は、まだ保険給付に至らない先進的な医療技術について、将来の保険給付の対象とすべきものであるか否かを見極めるための「評価療養」の1類型として、医療技術ごとに一定の施設基準に該当する保険医療機関は届出により保険診療との併用を可能とした制度である。先進医療には、未承認や適応外使用を伴わず、人体に影響の極めて少ない医療技術（先進医療A）と未承認または適応外使用を伴う医療技術もしくは承認されていても実施環境や技術の効果について重点的な評価・観察を必要とする技術（先進医療B）に区分されている。

　先進医療は、平成30年4月に施行された臨床研究法の対象である。本法は、人を対象とする医薬品や医療機器の有効性・安全性を明らかにする臨床研究の実施の手続き、認定臨床研究審査委員会による審査業務の適切な実施のための措置、臨床研究に関する資金等の提供に関する情報の公表を定めたものである。なかでも未承認薬や適応外使用を伴う臨床研究は「特定臨床研究」に該当し、実施計画の厚生労働大臣への提出および重篤な疾病が発生した場合の厚生労働大臣への報告等が義務付けられており、改善命令に従わない場合は罰則が設けられている。先進医療Bを実施するには臨床研究法に準拠することが必須であり、逆に未承認薬や適応使用を伴う臨床研究は先進医療Bの枠組みの中でなければ原則として実施できなくなっている。

　先進医療Bは、令和元年5月1日現在で65種類の医療技術が実施されている。そのうちがんに関連する医療技術が37種類と全体の3分の2を占めている。これらはすべて臨床研究法に対応しており、いずれの課題もがん克服のために期待される新たな医療技術を臨床現場に届けるために精力的に取り組まれている。

　本書は、先進医療B制度下で実施されているがん臨床研究について、先進医療の背景、プロトコールの概要、症例登録や中間解析結果などの進捗状況と将来の課題についてその概要を実施医療機関の研究者に紹介していただくことができた。本書が多くの医療関係者や一般の読者にとって、わが国における実用化のためのがん治療研究の最前線をご理解いただく一助になれば幸いである。

令和元年6月

国立がん研究センター名誉総長　堀田知光

執筆者一覧

[監修]
堀田　知光　国立がん研究センター　名誉総長

[企画]
藤原　康弘　国立がん研究センター

[執筆者]
髙久　史麿　公益社団法人地域医療振興協会　会長
藤原　恵一　埼玉医科大学国際医療センター婦人科腫瘍科　教授
野口　正典　久留米大学がんワクチンセンター　教授
垣見　和宏　東京大学医学部附属病院免疫細胞治療学講座　特任教授
副島　研造　慶應義塾大学病院臨床研究推進センター　教授
中島　淳　東京大学医学部附属病院呼吸器外科　教授
岡本　美孝　千葉大学大学院医学研究院耳鼻咽喉科・頭頸部腫瘍学　教授
木下　貴之　国立がん研究センター中央病院乳腺外科　科長
塚崎　邦弘　埼玉医科大学国際医療センター造血器腫瘍科　教授
眞柳　修平　慶應義塾大学医学部外科学　助教
北川　雄光　慶應義塾大学医学部外科学　教授
三島　一彦　埼玉医科大学国際医療センター脳脊髄腫瘍科　教授
今野　元博　近畿大学病院がんセンター/近畿大学医学部外科　教授
坂　英雄　国立病院機構名古屋医療センター　がん総合診療部長
矢野　秀朗　Consultant Surgeon, University Hospital Southampton, UK
合田　良政　国立国際医療研究センター病院　外科医員
國土　典宏　国立国際医療研究センター　理事長
志賀　哲　北海道大学医学研究院核医学　診療教授
玉木　長良　京都府立医科大学大学院医学系研究科放射線医学　特任教授
寺島　雅典　静岡県立静岡がんセンター胃外科　部長
山本　晴子　国立循環器病研究センター　理事長特任補佐
新谷　康　大阪大学大学院医学系研究科呼吸器外科学　教授
永根　基雄　杏林大学医学部脳神経外科　臨床教授
中井　陽介　東京大学医学部附属病院光学医療診療部　准教授
高原　楠昊　東京大学医学部附属病院消化器内科　助教
井坂　惠一　東京医科大学病院産科・婦人科　特任教授
秋元　哲夫　国立がん研究センター東病院放射線治療科　科長
渋谷　圭　群馬大学重粒子線医学センター　講師
大野　達也　群馬大学重粒子線医学センター　教授

古瀬　純司	杏林大学医学部腫瘍内科学　教授	
岡野　尚弘	杏林大学医学部腫瘍内科学　助教	
松延　　亮	九州国際重粒子線がん治療センター　診療副部長	
塩山　善之	九州大学大学院医学研究院放射線医療情報・ネットワーク講座　教授	
山田　　滋	量子科学技術研究開発機構放射線医学総合研究所重粒子治療研究部　部長	
村田　　智	帝京大学ちば総合医療センターIVRセンター　教授・センター長	
本間　義崇	国立がん研究センター中央病院頭頸部内科　医長・消化管内科／希少がん対策室（併任）	
里井　壮平	関西医科大学外科学講座胆膵外科　教授	
山本　智文	関西医科大学外科学講座　診療講師	
関本　貢嗣	関西医科大学外科学講座　主任教授	
小林　大介	名古屋大学医学部附属病院消化器外科2　病院講師	
小寺　泰弘	名古屋大学医学部附属病院消化器外科2　教授	
若林　大志	金沢大学附属病院核医学診療科　助教	
稲木　杏吏	金沢大学附属病院核医学診療科　助教	
萱野　大樹	金沢大学附属病院核医学診療科　講師	
絹谷　清剛	金沢大学医薬保健研究域医学系　教授	
下川　恒生	横浜市立市民病院呼吸器内科　部長	
中村有希子	横浜市立市民病院呼吸器内科　部長	
岡本　浩明	横浜市立市民病院呼吸器内科　科長	
滝口　裕一	千葉大学医学部附属病院腫瘍内科　教授	
髙島　淳生	国立がん研究センター中央病院消化管内科　医長	
濱口　哲弥	埼玉医科大学国際医療センター消化器内科　教授	
角南久仁子	国立がん研究センター中央病院臨床検査科　医員	
織田　克利	東京大学医学部附属病院女性外科　准教授／東京大学医学部附属病院ゲノム診療部	
谷内田真一	大阪大学大学院医学系研究科医学専攻ゲノム生物学講座・がんゲノム情報学　教授	

（執筆順、敬称略）

目　次

巻頭言（髙久　史麿）

監修の序（堀田　知光）

特集　がん先進医療の最前線

1. 進行卵巣，卵管，原発性腹膜がんに対する、
パクリタキセル静脈内投与およびカルボプラチン腹腔内投与の併用療法　B1　（藤原恵一）……………1
2. 12種類の腫瘍抗原ペプチドによるテーラーメイドのがんワクチン療法
ホルモン不応性再燃前立腺がん　B2　（野口正典）……………………………………………………6
3. ゾレドロン酸誘導 $\gamma\delta$ T細胞を用いた免疫療法　非小細胞肺がん　B6
（垣見和宏・副島研造・中島　淳）……………………………………………………………………10
4. NKT細胞を用いた免疫療法　頭頸部扁平上皮がん　B8　（岡本美孝）………………………………12
5. 経皮的乳がんラジオ波熱焼灼療法　早期乳がん　B10　（木下貴之）…………………………………15
6. インターフェロン α 皮下投与およびジドブジン経口投与の併用療法
成人T細胞白血病・リンパ腫　B11　（塚崎邦弘）……………………………………………………20
7. 早期胃がんに対するセンチネルリンパ節を指標とした
リンパ節転移診断と個別化手術の有用性に関する臨床試験　B14　（眞柳修平・北川雄光）………24
8. 放射線照射前に大量メトトレキサート療法を行った後のテモゾロミド内服投与及び
放射線治療の併用療法並びにテモゾロミド内服投与の維持療法
初発の中枢神経系原発悪性リンパ腫　B17　（三島一彦）……………………………………………26
9. 術前のTS-1内服投与、パクリタキセル静脈内および腹腔内投与並びに
術後のパクリタキセル静脈内および腹腔内投与の併用療法　B21　（今野元博）……………………29
10. NKT細胞を用いた免疫療法　肺がん　B22　（坂　英雄）……………………………………………32
11. 腹膜偽粘液腫に対する完全減量切除術における術中のマイトマイシンC腹腔内投与および
術後のフルオロウラシル腹腔内投与の併用療法　B24
（矢野秀朗・合田良政・國土典宏）……………………………………………………………………35
12. C-11標識メチオニンを用いたポジトロン断層撮影による再発の診断　B25
（志賀　哲・玉木長良）…………………………………………………………………………………37
13. 高度リンパ節転移を有するHER2陽性胃がんに対する
術前トラスツズマブ併用化学療法の意義に関する臨床試験：JCOG1301C　B26　（寺島雅典）……39
14. 周術期カルペリチド静脈内投与による再発抑制療法
非小細胞肺がん　B29　（山本晴子・新谷　康）………………………………………………………42
15. テモゾロミド用量強化療法　膠芽腫　B34　（永根基雄）………………………………………………45
16. FOLFIRINOX療法　胆道がん　B38　（中井陽介・高原楠昊）………………………………………48
17. 内視鏡下手術用ロボットを用いた腹腔鏡下広汎子宮全摘術　子宮頸がん　B39　（井坂惠一）………50

18	C-11 標識メチオニンを用いたポジトロン断層撮影による診断 初発の神経膠腫が疑われるもの　B40　（志賀　哲・玉木長良）	53
19	陽子線治療　肝細胞がん　B42　（秋元哲夫）	55
20	重粒子線治療　肝細胞がん　B43　（渋谷　圭・大野達也）	58
21	胆道がんに対するアキシチニブ単独療法の治療開発　B44　（古瀬純司・岡野尚弘）	60
22	重粒子線治療　非小細胞肺がん　B45　（松延　亮・塩山善之）	63
23	ゲムシタビン静脈内投与および重粒子線治療の併用療法　膵臓がん　B46　（山田　滋）	65
24	ゲムシタビン静脈内投与、ナブ-パクリタキセル静脈内投与および パクリタキセル腹腔内投与の併用療法　B47　（中井陽介・高原楠昊）	68
25	治療抵抗性の子宮頸がんに対するシスプラチンによる閉鎖循環下骨盤内非均衡灌流療法 子宮頸がん　B48　（村田　智）	71
26	治癒切除後の小腸腺がんに対する術後カペシタビン＋オキサリプラチン療法 小腸腺がん　B53　（本間義崇）	74
27	腹膜転移膵がんに対するＳ－１内服投与並びにパクリタキセル静脈内および 腹腔内投与の併用療法　B54　（里井壯平・山本智文・関本貢嗣）	78
28	Ｓ－１内服投与、シスプラチン静脈内投与およびパクリタキセル腹腔内投与の併用療法 腹膜播種を伴う初発の胃がん　B55　（小林大介・小寺泰弘）	81
29	陽子線治療　根治切除が可能な肝細胞がん　B56　（秋元哲夫）	84
30	高リスク神経芽腫に対する^{131}I－MIBG 内照射療法　B57 （若林大志・稲木杏吏・萱野大樹・絹谷清剛）	87
31	ニボルマブ静脈内投与およびドセタキセル静脈内投与の併用療法 進行再発非小細胞肺がん　B60　（下川恒生・中村有希子・岡本浩明・滝口裕一）	89
32	大腸がん術後に対するアスピリン　B61 StageⅢ治癒切除大腸がんに対する術後補助療法としてのアスピリンの有用性を検証する二重盲検ランダム化比較試験：JCOG1503C, EPISODE-Ⅲ試験　（髙島淳生・濱口哲弥）	92
33	個別化医療に向けたマルチプレックス遺伝子パネル検査研究　B63　（角南久仁子）	96
34	重粒子線治療　直腸がん　B64　（山田　滋）	99
35	マルチプレックス遺伝子パネル検査　固形がん　B65　（織田克利）	101
36	マルチプレックスがん遺伝子パネル検査　固形がん　B66　（谷内田真一）	104

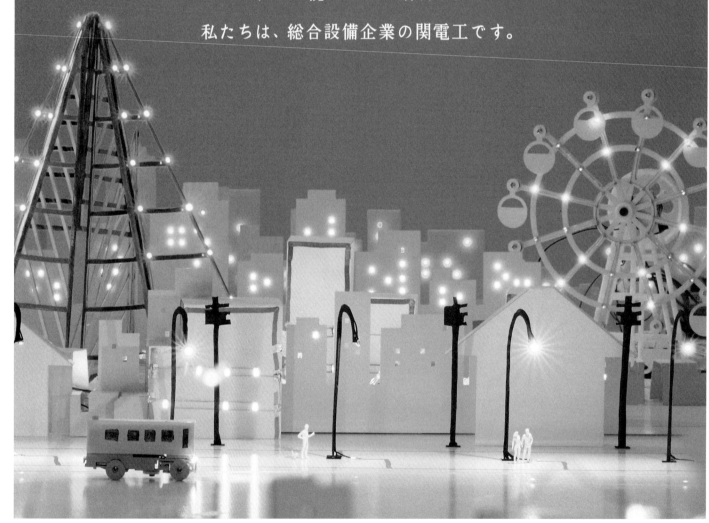

ひとりひとりが、未来を灯す。

光を灯す。新しい価値が、生まれる場所に
みんなが見上げる、その街の象徴に
人々が安心して暮らす毎日に
ずっと続いていく明日に。
私たちは、総合設備企業の関電工です。

関電工

〒108-8533 東京都港区芝浦4丁目8番33号 http://www.kandenko.co.jp/

がん先進医療の最前線

1 進行卵巣，卵管，原発性腹膜がんに対する，パクリタキセル静脈内投与およびカルボプラチン腹腔内投与の併用療法（B1）

埼玉医科大学国際医療センター　婦人科腫瘍科　教授　藤原　恵一

背景

上皮性卵巣がん，卵管がん，原発性腹膜がんは，その発生機序および進展様式が酷似しているため，現在では一つの疾患概念として認められているので，本稿では，これらを上皮性卵巣がんと総称することにする。

進行上皮性卵巣がんに対する標準化学療法はパクリタキセルとカルボプラチンの点滴静注（TC療法）である。一方，卵巣がんが早期に腹膜播種を起こすことから，腹腔内に高濃度の抗がん剤を注入する腹腔内化学療法（Intraperitoneal Chemotherapy：以下IP療法）は，理論的には理想的治療法と考えられ，これまで数多くの研究がされてきた。

IP療法とは，腹腔という閉鎖空間に抗がん剤を注入することにより，静注（IV）では得られないような極めて高濃度の薬剤とがん腫瘍を直接接触させ，強力な殺細胞効果を期待するものである。

これまでに米国Gynecologic Oncology Groupで行われた3つの大規模比較試験[1-3]においてIP療法が有意にPFS, OSを改善していることが示されている。さらに，2006年に米国NCIとGOGが行ったMetaanalysisでIP療法はIV療法と比較し死亡のリスクを22%減少させることが明らかとなり，NCIは，オプティマルに減量できたⅢ期卵巣がんに対しては，シスプラチン，パクリタキセルのIP療法を中心とした化学療法を行うべきであるという推奨を行った[4]。

しかしながら，静注で用いられているカルボプラチンと比較して，副作用が強く患者への負担が大きいシスプラチンが用いられていること，パクリタキセルを腹腔内に投与した場合に起こる腹膜刺激症状や腹腔内

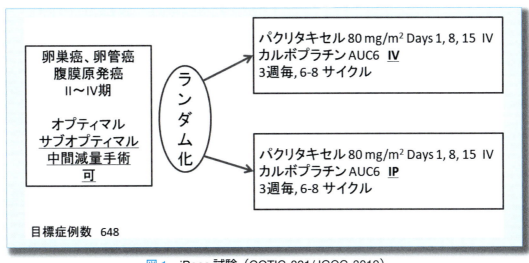

図1　iPocc試験（GOTIC-001/JGOG-3019）

投与用カテーテルが閉塞しやすいなどのさまざまな理由で，この治療法は普及していない。その問題点を克服するために，現在世界で3つの重要な臨床試験が進行中であり，そのひとつが本試験（iPocc 試験：intraperitoneal therapy for ovarian cancer with carboplatin）である[5]。

本試験のプロトコル概要の解説は後述するが，端的に述べるなら，パクリタキセル IV 療法にカルボプラチンを併用する場合 IV 療法よりも IP 療法が優れていることを証明するための比較試験である（図1）。

米国で行われた GOG252 試験（図2）は3群の比較試験で，Arm 1 と Arm 2 はベバシズマブ併用＋維持療法を伴うこと以外は iPocc 試験と同様である。Arm 3 は GOG172 試験の winner arm の毒性を軽減するために減量した変法にベバシズマブを併用したものである。また，カナダを中心とした国際共同試験として行われた OV21 試験（図3-1）は，術前化学療法施行後に interval debulking surgery を行いオプティマルとなった症例に対して，IP 療法の有用性を比較するための第Ⅱ/Ⅲ相試験であり，Arm 1, Arm 2 は iPocc 試

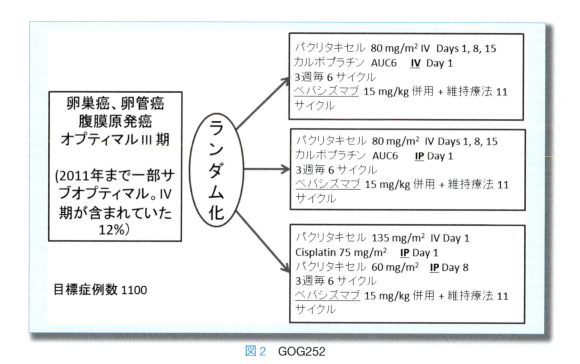

図2　GOG252

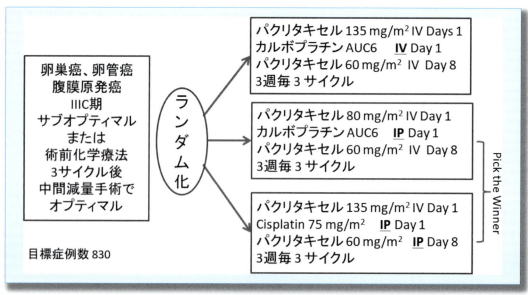

図3-1　NCIC OV21/GCIG（Phase II/III）

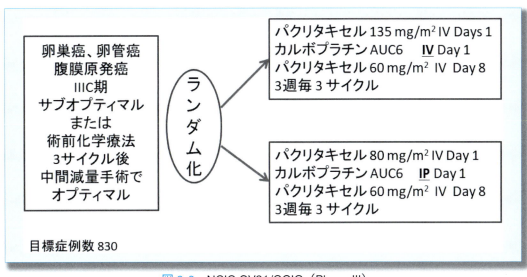

図 3-2　NCIC OV21/GCIG（Phase III）

験と同様であり，Arm 3 は GOG172 試験の変法であった。

　このうち，GOG252 試験は 2015 年に PFS データが発表され，3 群間に差がないことが示された[6]。また，OV21 試験も第Ⅱ相試験のデータが発表され，カルボプラチン IP 群の有用性が示され，第Ⅲ相試験は 図3-2 のように行われる予定だったが，予算の関係で第Ⅲ相試験に進められないことになった[7]。これまでの結果を見る限り，GOG252 試験ではベバシズマブの併用により，IP 療法の有効性が修飾されてしまった感がある（GOG262 試験と JGOG3016 試験の差のように）。

　これら 2 つの試験ではシスプラチンとカルボプラチンの両者の IP 投与が比較されており，カルボプラチンはシスプラチンよりも IP 投与では治療効果が劣るとされていた予想は覆った。さらに毒性の点では IP シスプラチン投与は IP カルボプラチン投与に劣っており，シスプラチンによる IP 療法は今後推奨されない。

　このような現状を鑑みると，純粋なカルボプラチン IP 療法の有用性を検証するデザインになっている本試験に対する国際的な注目度は抜群である[8]。

プロトコルの概要

　本プロトコルの正式名称「上皮性卵巣癌・卵管癌・腹膜原発癌に対する Paclitaxel 毎週点滴静注＋Carboplatin 3 週毎点滴静注投与対 Paclitaxel 毎週点滴静注＋Carboplatin 3 週毎腹腔内投与のランダム化第Ⅱ/Ⅲ相試験」が示すように，本試験はカルボプラチン IP 療法の有用性を検証するⅡ/Ⅲ相試験である。

　併用療法としては，dose-dense のパクリタキセル毎週投与（80 mg/m2/week）とした。この投与スケジュールは JGOG3016 試験において，従来の 3 週間毎投与法と比較して有効性が示されているためである。

　主評価項目は無増悪生存（PFS），副評価項目は，全生存，安全性，QOL，費用対効果である。本試験計画段階では，パクリタキセルの毎週投与とカルボプラチン腹腔内投与の妥当性が明確でなかったため，最初の 120 例をⅡ相試験部分として解析し，Ⅲ相試験の妥当性を評価することとした。Ⅱ相部分の症例もⅢ相試験の解析に含めることとし，目標症例数は 654 例で，必要なイベント数は 510 例としている。

　本試験では，Ⅳ期症例，初回手術で試験開腹あるいはサブオプティマルな減量手術に終わった症例も適格とした。従来 IP 療法は，腫瘍表面から浸透する抗癌剤の到達距離が数mmであるため，残存腫瘍経の小さなものを適応としていた。しかし我々が行った薬理動態研究では[9]，カルボプラチンを IP 投与した場合には，24 時間以内全量が腹膜から吸収され全身血流に乗るため，静脈血中のプラチナ AUC は IV 投与した場合と全く変らないが，腹腔内 AUC は IP 投与したほうが 17 倍高くなることが示されたため，大きな残存腫瘍に対しても IP 療法がより有効である可能性が示唆された。本試験はこの点を証明する世界初の試み

表1　主たる適格基準と除外基準

適格基準
1）術前に FIGO 進行期Ⅱ～Ⅳ期の上皮性卵巣がん，卵管がんまたは腹膜原発がんと推定される患者。
2）開腹手術が予定されている患者（本登録には開腹術の施行が必須である）。
※初回腫瘍減量手術後の残存腫瘍の大きさは規定しない。すなわち試験開腹に終わった症例を含め，suboptimal 症例も適格とする。
3）一般状態（ECOG Performance Status）が0～2である患者。【Appendix 3-Ⅱ参照】
4）腹腔用リザーバーポートシステムの設置の同意が得られている患者。
5）手術施行から8週間以内に抗がん剤投与の予定である患者。
6）十分な主要臓器機能を有する患者。
7）治療開始後生存期間が3カ月以上期待できる患者。
8）仮登録時の年齢が20歳以上の患者（上限は規定しない）。
9）本試験参加について文書にて本人からの同意（不可能な場合はその法定代理人などの患者に代わって同意を成し得る者）が得られた患者。

除外基準
1）組織型が卵巣境界悪性腫瘍であると予測される患者。
2）当該疾患に対し，化学療法および放射線療法による前治療が行われている患者。
3）すべての活動性の重複がん患者。
4）重篤な合併症を有する患者。
5）ポリオキシエチレンヒマシ油含有製剤および，硬化ヒマシ油含有製剤に過敏症がある患者。
6）持続的なドレナージを必要とする胸水貯留を認める患者。
7）抗生剤を必要とする活動性の感染症患者。
8）妊娠，授乳中及び妊娠している可能性のある患者。
9）脳転移または脳腫瘍の身体所見がある患者。
10）本試験の完遂やその後のフォローアップが困難であると予測される患者，または担当医が不適当と判断した患者。
11）間質性肺炎の症状，その兆候を有する患者。

である。

　以上述べたように，本試験の治療法（dose-dense パクリタキセル毎週投与＋カルボプラチン IP 投与）がカルボプラチン IV 投与法よりも有効であることが示された場合，分子標的薬をのぞいた抗がん薬の投与法としては最強のレジメとなり，費用対効果を分析することにより最適な治療法となる可能性があることを強調したい。

進捗状況

　本試験は，まず厚労科研がん臨床研究として開始した（H21-がん臨床-一般-014）。平成21年9月にプロトコルを完成させ埼玉医科大学国際医療センター IRB 承認を受けた後，高度医療評価制度の認可を得るために，試験薬剤の無償提供の交渉，試験薬剤の保管・運搬業務体制の整備，データ品質管理体制の確立など，臨床試験体制を確立させた。その結果，平成22年1月29日に開催された高度医療評価会議の承認を受けた後，平成22年4月16日に開催された先進医療専門家会議で本試験が承認され，症例登録可能となると同時に，協力医療機関での高度医療申請手続きが始まった。

　本研究は，平成24年度より先進医療 B を行うための医療技術実用化総合研究事業として厚生労働科学研究補助金を得ることとなり（H24-臨研推一般-007）その後，下記の公的資金補助を受けながら運営してきた。現在，GOTIC-001/JGOG3019（愛称 iPocc Trial）として国内はもとより国際的に重要性が認識されており，韓国，シンガポール，香港，ニュージーランド，米国など海外施設との共同試験として運営してきた。平成25年11月26日に IDMC を開催し，プロトコルで規定していた第Ⅱ相試験部分の結果解析が行われ，試験の続行が認められた。引き続き，幅広い登録が得られ，平成28年8月10日，目標症例数である654例を1例上回る655例の登録を完了した。

　解析に必要なイベント数は512例であり，現在フォローアップを続けている。

参考文献

1) Alberts DS, Liu PY, Hannigan EV, et al: Intraperitoneal cisplatin plus intravenous cyclophosphamide versus intravenous cisplatin plus intravenous cyclophosphamide for stage III ovarian cancer. N Engl J Med 1996;335:1950-1955.
2) Markman M, Bundy BN, Alberts DS, et al: Phase III trial of standard-dose intravenous cisplatin plus paclitaxel versus moderately high-dose carboplatin followed by intravenous paclitaxel and intraperitoneal cisplatin in small-volume stage III ovarian carcinoma: an intergroup study of the Gynecologic Oncology Group, Southwestern Oncology Group, and Eastern Cooperative Oncology Group. Journal of clinical oncology : official journal of the American Society of Clinical Oncology 2001;19:1001-1007.
3) Armstrong DK, Bundy B, Wenzel L, et al: Intraperitoneal cisplatin and paclitaxel in ovarian cancer. N Engl J Med 2006;354:34-43.
4) NCI Clinical Announcement. Intraperitoneal Chmoetherapy for Ovarian Cancer. 2006.
5) Fujiwara K, Aotani E, Hamano T, et al: A randomized Phase II/III trial of 3 weekly intraperitoneal versus intravenous carboplatin in combination with intravenous weekly dose-dense paclitaxel for newly diagnosed ovarian, fallopian tube and primary peritoneal cancer. Jpn J Clin Oncol 2011;41:278-282.
6) Walker JL, Brady MF, DiSilvestro P, et al: A phase III trial of bevacizumab with IV versus IP chemotherapy for ovarian, fallopian tube, and peritoneal carcinoma: An NRG Oncology Study. Society of Gynecologic Oncology; 2016; San Diego.
7) Provencher DM, Gallagher CJ, Parulekar WR, et al: OV21/PETROC: a randomized Gynecologic Cancer Intergroup phase II study of intraperitoneal versus intravenous chemotherapy following neoadjuvant chemotherapy and optimal debulking surgery in epithelial ovarian cancer. Annals of oncology : official journal of the European Society for Medical Oncology / ESMO 2018;29:431-438.
8) Fujiwara K, Nagao S, Aotani E, Hasegawa K. Principle and evolving role of intraperitoneal chemotherapy in ovarian cancer. Expert opinion on pharmacotherapy 2013;14:1797-806.
9) Miyagi Y, Fujiwara K, Kigawa J, et al: Intraperitoneal carboplatin infusion may be a pharmacologically more reasonable route than intravenous administration as a systemic chemotherapy. A comparative pharmacokinetic analysis of platinum using a new mathematical model after intraperitoneal vs. intravenous infusion of carboplatin--a Sankai Gynecology Study Group (SGSG) study. Gynecologic oncology 2005;99:591-596.

本試験は下記公的資金を得て行っている。

研究課題名　進行卵巣：腹膜癌に対する腹腔内化学療法確立のための研究
"平成21年度
H21-がん臨床-一般-014　　厚生労働省
"平成22年度
H21-がん臨床-一般-014　　厚生労働省
"平成23年度
H21-がん臨床-一般-014　　厚生労働省

研究課題名　進行卵巣癌・卵管癌・腹膜癌に対する腹腔内化学療法確立のための研究
"平成24年度
医療技術実用化総合　H24-臨研推-一般-007　厚生労働省
"平成25年度
医療技術実用化総合　H24-臨研推-一般-007　厚生労働省
"平成26年度
医療技術実用化総合　H24-臨研推-一般-007　厚生労働省
"平成27年度
臨床研究・治験推進研究　15lk0201004h0004　AMED
"平成28年度
臨床研究・治験推進研究　16lk0201004h0005　AMED
"平成29年度
臨床研究・治験推進研究　17lk0201064h0001　AMED
"平成30年度
臨床研究・治験推進研究　18lk0201064h0002　AMED

がん先進医療の最前線

2 12種類の腫瘍抗原ペプチドによるテーラーメイドのがんワクチン療法　ホルモン不応性再燃前立腺がん（B2）

久留米大学がんワクチンセンター　教授　野口　正典

先進医療技術の背景

がんワクチン療法の主体は，T細胞の1種のCTL（cytotoxic T lymphocyte）を誘導することである。抗原提示細胞である樹状細胞に貪食されたがん抗原は，細胞内で8-10個のアミノ酸のペプチドにプロセッシングされ，HLA-クラスI抗原上に提示される。それによって，CD8陽性リンパ球が刺激され，CTLを誘導し，同じ抗原ペプチドを提示しているがん細胞を攻撃する[1〜3]。CTLには，現在ある自分のがん細胞に反応している活性化CTL（activated T cell）と，以前反応していたCTL（memory T cell），そして，反応可能であるがこれまでに反応したことがないCTL（naïve T cell）の3種類がある。このうちnaïve T cellを単一ペプチドで刺激しても免疫応答を得るのに時間がかかる。そこで，あらかじめmemory T cellに認識されたがん抗原をワクチン投与前に調べ，それらをペプチドワクチンとして投与するのである。

これまでのペプチドワクチン療法は，疾患に特定した1種類のペプチドのみを投与していた。しかし担がん患者，特に進行がん患者では免疫能が低下しており，免疫誘導にかなりの時間を要するため，免疫能を賦活している間に患者が死亡するケースが多く，期待する効果が得られなかった。そこで，より効果のある方法を模索している時，患者の血液から，ワクチン投与前の末梢血にがん抗原ペプチド特異的CTL前駆体が存在していることが発見され，2000年からは，ペプチドワクチン投与前に末梢血中のペプチド特異的CTL前駆体の検出および，投与前血漿中のペプチド特異抗体を測定し，陽性反応のあるペプチド上位4種類までを選択して投与するようになった。これが「テーラーメイド」の由来である。

この方法によって，より早くより的確な免疫応答を得られるようになり，臨床効果も得られるようになった。実際に非テーラーメイド投与に比して，テーラーメイドワクチンを投与することで，早期のかつ強力な免疫賦活が大多数（70-90%）の症例で認められている。

またペプチドワクチンによって，局所に免疫誘導がなされることも立証されている。これまでにHLA-A24陽性去勢抵抗性前立腺がん患者を対象に14種類の腫瘍抗原由来のペプチドを用いてテーラーメイドがんワクチン療法の第I相治験ならびに継続投与試験を行い，安全性に問題がないことと3mg/peptideの至適投与量を決定し，継続投与試験では従来の治療より長期の生存期間が得られた[4]。これらの結果より，第I相治験で選択されなかった2種のペプチドを除外して12種の腫瘍抗原由来のペプチドを用いたテーラーメイドがんワクチン療法の第II相臨床試験をHLA-A24陽性で去勢抵抗性前立腺がん患者の標準化学療法であるドセタキセルの投与が困難な去勢抵抗性前立腺がん患者を対象に先進医療B制度を用いて実施した（図1）。

プロトコールの概要

1. 目的

HLA-A24陽性の上皮がん患者を対象として開発されたペプチドワクチン12種類のうち，HLA-A24陽性でドセタキセル不適格再燃前立腺がん患者の血漿中に

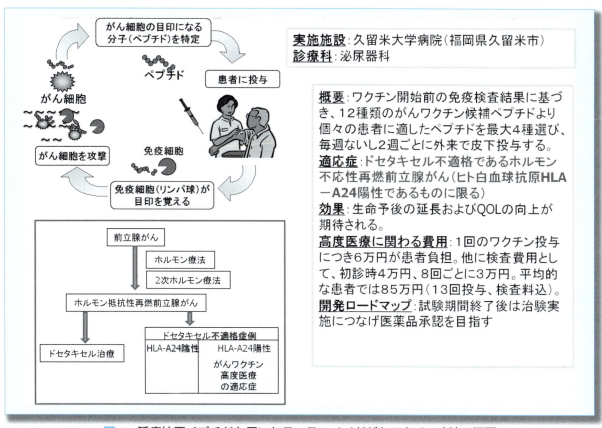

図1　腫瘍抗原ペプチドを用いたテーラーメイドがんワクチン療法の概要

ペプチド特異的なIgG抗体（抗ペプチド抗体）の存在が確認されるペプチドに限定して，不完全フロイントアジュバントと混合・乳化した後に投与する「テーラーメイド型ペプチドワクチン」をbest supportive careと併用にて実施し，全生存期間，無増悪生存期間，12カ月生存率，有害事象（安全性評価），免疫反応性及び抗腫瘍効果について検討することを目的とする第Ⅱ相臨床試験である。

2. ペプチドワクチンの選択，用法，用量

12種類のワクチン候補ペプチドのなかで，投与前に患者の血漿中に抗ペプチド抗体（IgG）が存在することが確認されるもののうちから，最大4種類までの反応性（IgGの値）の高い順にペプチドワクチンを選択して投与する。3種類のペプチドワクチンにのみ反応性が確認された場合は3種類のみを投与する。2種類のペプチドワクチンにのみ反応性が確認された場合は2種類のみを投与する。1種類もしくはゼロの場合には適応外とする。各エマルジョン化ペプチド溶液1.5mL（2.0mgペプチド/mL）を上背部の皮下組織内に各々別々に注射する。各ペプチドの投与量は3.0mgとする。ただし，ワクチン投与部局所の反応が強い症例では1.0mgまでの減量を可とする。

3. 投与スケジュール

投与スケジュール

＜第1治療＞

第1治療は，1週毎の8回投与で終了する。

ペプチド注射後，試験責任医師または試験分担医師により問題なしと判断された場合には，その後帰室もしくは帰宅させる。

＜第2治療＞

第1治療期間終了後も継続投与を希望する患者においては，ペプチド反応性の検討も含めて，2週間毎にペプチドワクチンを投与するスケジュールで施行する。ただし，ワクチン投与に関連すると思われる有害反応（局所反応等）がみられるなどの場合には，試験責任医師または試験分担医師の判断で，ワクチン投与間隔の延長や投与量の減量を行うことができるものとする。

ワクチン療法を継続する場合は，8回投与ごとに画像および腫瘍マーカー等において，可能な限り病状を評価する。試験終了の場合でも，予後の追跡調査を行う。

本臨床試験開始の 30 日以内の画像で，評価可能病変の存在を確認。ワクチン 8 回投与後の画像と比較し，評価する。免疫機能検査には 20mL 採決を行う。

4. 個々の参加患者の試験の中止基準と有害事象の報告

中止基準
1) 重篤な有害事象が認められた場合
2) 患者・家族が当臨床試験の参加中止を希望した場合
3) 担当医師が当臨床試験の継続が困難と判断した場合

有害事象の報告
実施責任医師は，"重篤な有害事象"が生じた場合，ただちに研究事務局および臨床研究機関の長へ報告するとともに，協力医療機関がある場合には，協力医療機関の実施責任者に対しても報告する。

5. 予定症例数と試験期間

1) 登録予定症例：予定登録症例数 55 症例。
2) 試験期間：症例集積期間は試験開始日より 48 カ月とする。最終症例の登録後 12 カ月を持って試験期間終了とする。なお，生存確認は試験期間終了後も 2 年間実施する。

6. 試験の評価

評価法：全生存期間を主目的，無増悪生存期間，12 カ月生存率，腫瘍縮小効果（評価可能な場合のみ），安全性（有害事象），特異免疫反応性を副次目的として，同一病期かつ同一 HLA（HLA-A24 陽性）のホルモン不応性再燃前立腺がんで，協力医療機関を受診しペプチドワクチンを受けなかった患者群を対照群として本試験のワクチン投与患者群と比較する。全生存期間および無増悪生存期間は log-rank test で群間比較し，累積死亡率を Kaplan-Meier 曲線によって推定する。また副次目的である腫瘍縮小効果は RECIST 判定に基づき評価する。有害事象は，CTCAE（Common Terminology Criteria for Adverse Events）v. 3.0 日本語訳（JCOG/JSCO 版）に基づきグレーディングし，有害事象発現頻度について集計・評価する。ペプチドワクチン投与患者における免疫反応の変化（抗ペプチド抗体誘導・増強の有無）は投与前後の検体を用いて解析する。協力医療機関からの患者情報の提供に関しては，患者の氏名等の個人情報は含まないものとし，事前に個々の患者から同意を取得するものとする。

進捗状況

本臨床試験は，試験実施期間を 2010 年 6 月 1 日から 2018 年 5 月 31 日（登録期間：2017 年 5 月 31 日）までとして厚生労働省に申請し承認され 2010 年 11 月より臨床試験を久留米大学病院で開始し，その後，近畿大学医学部附属病院，獨協医科大学越谷病院ならびに弘前大学医学部附属病院を協力医療機関として追加し，これまでにワクチン投与群 31 例，対照群 8 例の登録がなされ臨床試験を実施した。しかしながら，対象患者が少なく各医療機関からの新規症例登録が少なく，また，試験薬のペプチドの 1 種（KV-107）は 2018 年 1 月に使用期限が切れ，他の 1 種（KV-108）は 2 症例程度の在庫しかない状況で試験薬提供元からの追加納品が困難となり厚労省への試験（登録）期間の再延長申請は行わず，2017 年 5 月 31 日に新規登録患者の受け入れを終了し，2018 年 5 月 31 日で臨床試験を終了した。

予定症例数に達していないため，参考としてこの間の治療成績を解析してみると主目的である生存期間中央値は，ワクチン群で 16.1 カ月，対照群で 19.1 カ月（P = 0.54）と有意差を認めなかった。同時期に実施された HLA-A24 陽性ドセタキセル抵抗性去勢抵抗性前立腺がん患者を対象とした同様のテーラーメイドペプチドワクチン療法の第Ⅲ相臨床試験結果では，ワクチン群とプラセボ群に生存期間の有意差を認めなかったが，副次解析では，登録時の白血球分画のうち好中球数が 64% 未満の群とリンパ球数 26% 以上の群でワクチン群がプラセボ群より有意に予後良好な結果を得ている[5]。そこで，本臨床試験でのワクチン群の生存期間を再解析してみると，生存期間中央値は各々好中球数 64% 未満群で 17.4 カ月，64% 以上群で 11.6 カ月（P = 0.81），リンパ球数 26% 以上群で 18.5 カ月，リンパ球数 26% 未満群で 11.2 カ月（P = 0.80）と好中球数が少なく，リンパ球数が多い患者でテーラーメイドペプチドワクチン療法が有効と思われた。今後は，好中球数が 64% 未満ならびにリンパ球数 26% 以上の患者を対象にテーラーメイドペプチドワクチン療法の有効性を検討していく予定である。

参考文献

1) van der Bruggeb P, Traversari C, Chomez, Lurquin C et al: A gene encoding an antigen recognized by cytolytic T lymphocytes on a human melanoma. Science 254:1643-1647, 1991.
2) Wang RF, Rosenberg SA. Human tumor antigens for cancer vaccine development. Immunol Rev 170:85-100, 1999.
3) Rosenberg SA, Yang JC, Schwartsentruber DJ et al: Immunologic and therapeutic evaluation of a synthetic peptide vaccine for the treatment of patients with metastatic melanoma. Nat Med 1998;4:p.321-327, 1998.
4) Noguchi M, Uemura H, Naito S, Akaza H, Yamada A, Itoh K. A phase I study of personalized peptide vaccination using 14 kinds of vaccine in combination with low-dose estramustine in HLA-A24-positive patients with castration-resistant prostate cancer. Prostate 71:470-9, 2011.
5) Noguchi M, Fujimoto K, Arai G, et al: Personalized peptide vaccination for castration-resistant prostate cancer progressing after docetaxel chemotherapy: a randomized, double-blind, placebo-controlled, phase III trial. ASCO, abstract 5033, 2019.

3 ゾレドロン酸誘導γδT細胞を用いた免疫療法 非小細胞肺がん（B6）

東京大学医学部附属病院　免疫細胞治療学講座　特任教授　垣見　和宏
慶應義塾大学病院　臨床研究推進センター　教授　副島　研造
東京大学医学部附属病院　呼吸器外科　教授　中島　淳

先進医療技術の背景

γδT細胞は血液中のリンパ球の一種であり，がんや感染症などから生体を防御する役割や傷害を受けた組織の修復を助ける働きを担っている。がん細胞では，メバロン酸代謝が正常細胞と異なり，その中間代謝産物であるイソペンテニルピロリン酸（IPP）が蓄積している。γδT細胞は，T細胞受容体（TCR）を介してIPPを認識し，がん細胞を検知して細胞傷害活性を示すことができる。また，TCRを介してがん細胞表面上のAPO-A-1やF1-ATPase等の分子を認識する。さらに，γδT細胞表面に発現するNKG2D分子は，発がんあるいは感染，放射線照射などによって誘導されるがん細胞表面分子MICA/BあるいはULBPに結合して，標的となるがん細胞の認識効率を高めている。γδT細胞は，このようにがん細胞の表面に発現する分子を主要組織適合抗原（MHC）に拘束されることなく認識することで腫瘍細胞と正常細胞を区別し，腫瘍細胞に対する細胞傷害活性を示すことに加えて，サイトカインを産生するなどして抗腫瘍活性を発揮する。これらのメカニズムにより，γδT細胞は，肺がん，食道がん，胃がん，大腸がん，膵臓がん，腎細胞がん，白血病，リンパ腫など，がん種を問わずさまざまながんに対する抗腫瘍活性を示すことが特徴である。さらに，MHC分子の発現を低下もしくは消失させることにより細胞傷害性Tリンパ球（CTL）による免疫監視機構を回避した腫瘍に対しても，γδT細胞の認識機構は対応可能であることから，抗腫瘍活性が期待される。我々はγδT細胞の持つ抗腫瘍作用に着目して，肺がんの治療に応用した。

我々は，ゾレドロン酸とインターロイキン-2（IL-2）を用いてγδT細胞を安定的に大量に増殖させる培養技術を確立し[1]，東京大学医学部附属病院において進行再発非小細胞肺癌15例に対してゾレドロン酸誘導γδT細胞を用いた免疫細胞治療を施行した（UMIN試験ID：C000000336)[2]。6回投与終了4週間後の時点で6症例が病勢の安定（stable disease, SD），6症例が病勢進行（progressive disease, PD），判定不能3例であり，病勢コントロール率は40.0％であった。中央生存期間は589日であり，中央無増悪生存期間は126日であった。そこで，非小細胞肺がんに対するγδT細胞治療の無増悪生存期間を評価・検討することを目的に第Ⅱ相試験として先進医療を開始した。慶應義塾大学病院を加え2施設でγδT細胞治療を提供した。

本治療に用いるγδT細胞は，「再生医療等の安全性の確保等に関する法律（2013年法律第85, 2014年11月25日施行）」に基づく第3種再生医療等に該当する特定細胞加工物である。患者末梢血から単核細胞（PBMC）を採取し，その中に含まれるγδT細胞をゾレドロン酸とIL-2を用いて体外で14日間刺激培養した後，再び患者に点滴静注した。

プロトコールの概要

（1）目的：非小細胞肺がんに対するγδT細胞治療の無増悪生存期間を評価・検討する。また，副次的に，安全性および抗腫瘍効果（1コース終了時の奏効率，病勢コントロール率，奏効期間），全生存期間，腫瘍

マーカーの変動，QOLの変動を指標に用い有効性を探索・検討する。

(2) **対象症例**：標準治療抵抗性の非小細胞肺がん患者（手術適応外初発例の場合はサードライン以降，手術後再発例の場合は，再発に対する初回化学療法等に対して抵抗性（RECIST基準でPDに相当）を示した症例，85例。

(3) **治療方法**：ゾレドロン酸を用いて培養した自己γδT細胞懸濁液を2週間間隔で6回点滴静注する。

(4) **評価項目**：主要評価項目は，無増悪生存期間。副次的評価項目は【安全性】有害事象の種類と程度，発現時期，発現頻度，発現期間，発現率など，【有効性】抗腫瘍効果（1コース（6回投与）終了時の奏効率，病勢コントロール率，奏効期間），全生存期間（2年生存率，3年生存率），腫瘍マーカー，QOLなど。

(5) **試験のデザイン**：単群第Ⅱ相臨床試験

(6) **実施施設**：東京大学医学部附属病院，慶応義塾大学病院

(7) **実施期間**：2012年7月1日～2019年6月30日

進捗状況

2018年12月31日までに，先進医療として26例の患者を登録し，25例の患者にγδT細胞を投与した。投与を受けた25例で，PR 1例，SD 10例，PD 14例，病勢コントロール率44％であった。現在のところ，無増悪生存期間は劣るものの，全生存期間の中央値は，第Ⅰ相試験とほぼ同等の成績が得られている。

将来への展望

分子標的薬に加えて，免疫チェックポイント阻害剤が登場し，この数年間で肺がん治療が大きく変化した。免疫チェックポイント阻害剤は，腫瘍内へのCD8⁺T細胞浸潤が有効性に関与しており，それが乏しい"Cold Tumor"に対しては，治療効果が期待できない。また，腫瘍が遺伝子変異によってアミノ酸変異を生じたネオアンチゲンを，MHCペプチド複合体として細胞表面に抗原提示する必要がある。無効例・抵抗症例では，がん細胞においてネオアンチゲンの消失あるいは抗原提示経路に関する遺伝子（β2ミクログロブリン等）の異常を認め，CD8⁺T細胞が腫瘍を認識できない免疫逃避のメカニズムが報告されている。

本治療に用いるγδT細胞は，MHCに拘束されることなく腫瘍細胞を認識し攻撃する。したがって，CD8⁺T細胞による免疫監視機構から逃れた腫瘍細胞に対しても，それを認識し作用する可能性があることから，革新的な治療法として期待される。現在の肺がん診療ガイドラインに沿って対象患者を再設定し，肺がんに対する2次治療，3次治療としてのγδT細胞治療の安全性と有効性を検証するために，適切な試験デザインを検討し治験へと移行することを目指している。

参考文献

1) Kondo M, Sakuta K, Noguchi A, Ariyoshi N, Sato K, Sato S, Sato K, Hosoi A, Nakajima J, Yoshida Y, Shiraishi K, Nakagawa K, Kakimi K.: Zoledronate facilitates large-scale ex vivo expansion of functional γδT cells from cancer patients for use in adoptive immunotherapy. Cytotherapy. 2008;18:1-15.

2) Sakamoto M, Nakajima J, Murakawa T, Fukami T, Yoshida Y, Murayama T, Takamoto S, Matsushita H, and Kakimi K: Adoptive immunotherapy for advanced non-small cell lung cancer using zoledronate-expanded γδT cells:a Phase I clinical study. J Immunother. 2011;34(2):202-211.

4 NKT細胞を用いた免疫療法　頭頸部扁平上皮がん（B8）

がん先進医療の最前線

千葉大学大学院医学研究院　耳鼻咽喉科・頭頸部腫瘍学　教授　岡本　美孝

 頭頸部がん治療の現状

　口腔，咽喉頭，鼻・副鼻腔などに発生する頭頸部がんの大半は扁平上皮がんが占めるが，治療には手術，放射線，化学療法が単独，あるいは併用で用いられてきた。近年は，発声や嚥下などの機能保存を目的に化学療法併用放射線治療が広く行われている。ただ，粘膜障害などの強い副作用が高頻度にみられ，salvage手術の成績は不良である。進行がんに対しての生存率の向上には限界があり，誘発がんや骨障害といった晩期副作用の発現も危惧される。頭頸部がんに対しても抗EGRF抗体を用いた分子標的治療，抗PD-1抗体を用いたチェックポイント阻害薬治療も2017年から導入されたが，臨床試験での標準治療，あるいは既存の治療との生存期間の差は3カ月前後と短い。成績の向上，さらには機能や形態の保全を図るためには新たな治療戦略が不可欠である。

 頭頸部がん患者でみられる免疫抑制

　がん患者では腫瘍の免疫原性が低く腫瘍細胞からの免疫抑制物質の産生などにより，がんが宿主の免疫機構から何らかの方法で回避していると考えられる。この免疫抑制にはTGF-β，IL-10といったサイトカインや，骨髄由来性免疫抑制細胞（MDSC），制御性T細胞（Treg）等の作用が注目されている。頭頸部がん患者末梢血中のTreg細胞について，年齢が合致した健常者の群と比較してみると，Treg細胞とされるFoxp3陽性細胞数全体では両群に差は見られないが，effector TregとされるFoxp3陽性CD45RA陰性細胞数は有意に頭頸部がん患者で増加しており，特に進行がん患者では顕著であった。また，MDSCについても，増加が有意に認められ，これらの結果は，頭頸部がん患者，特に進行がん患者では強い免疫抑制が存在することを示している[1,2]。

 NKT免疫細胞療法

　免疫系，特に抗腫瘍効果の賦活化をはかる免疫細胞治療は，患者自身の自己細胞を用いることから安全性が高く臨床応用へのハードルが低い。頭頸部扁平上皮がんに対してより有効性が高い免疫細胞療法の開発をNKT細胞免疫系に注目して検討を進めてきた。

　NKT細胞は，細胞表面にT細胞レセプター（TCR）とNK細胞レセプターを共に発現しているユニークな細胞で，NKT細胞のTCRは，限定されたα鎖（ヒトではVα24-JαQ）とβ鎖（ヒトではVβ11）から構成され，認識する分子はMHCクラスI類似の抗原提示分子のCD1d分子である。糖脂質の1つであるα-ガラクトシルセラミド（α-GalCer）をCD1dに提示することでNKT細胞は特異的に活性化され，活性化により大量のIFN-γとIL-4を産生する。NKT細胞は末梢血ではリンパ球の0.1%程度しか存在しない。しかし，自然免疫への大きな関与が注目されており，同時にパーフォリン／グランザイムBを介した強力な細胞傷害活性を発揮すること，さらにこのような直接的な抗腫瘍効果のみならず，NK細胞やCD8+T細胞など他のエフェクター細胞の傷害活性を亢進させることから強い抗腫瘍効果が注目されている[3]。開発に際して，α-GalCerパルス抗原提示細胞

表1　α-GalCerパルス抗原提示細胞の鼻粘膜投与を用いた先進医療B

```
選択基準
(1) 頭頸部扁平上皮癌で診断時の臨床病期がⅣ期，および初回標準治療（手術，放射線療法，
    化学療法）後に完全奏効の判定となり，その判定から8週以内の症例。前治療の種類は問
    わない。ただし，前治療終了より4ヶ月以内に登録するものとする。
(2) 同意取得時の年齢が20～80歳の症例。
(3) ECOGのPerformance Statusが2以下の症例
(4) 以下の検査データを満たす症例（登録前4週間以内の測定結果）
    白血球数≧3,000/mL
    血小板数≧75,000/mL
    血清クレアチン≦1.5mg/dL
    総ビリルビン≦1.5mg/dL
    SpO2 (room air) ≧ 93%
    AST (GOT)，ALT (GPT)≦基準値上限の2.5倍
(5) 本人からの文書による同意が得られている症例
除外基準
(1) 肝炎及びその既往を有する症例
(2) HBs抗原，HCV抗体，HIV抗体またはHTLV-1抗体が陽性の症例
(3) コルチコステロイドを内服または注射している症例
(4) 妊娠あるいは妊娠の可能性のある女性および授乳期の女性
(5) 自己免疫疾患を有する症例
(6) 2週間以内に，38度以上の発熱もしくは10,000/μL以上の白血球増加，または治療を
    要した感染症を有した症例
(7) コントロール不良の糖尿病を有する症例
(8) 重症以上の肺疾患を有する症例（MRC息切れスケール grade 2以上）
```

を鼻粘膜下に投与すると，投与された樹状細胞が頸部リンパ節に移行して，比較的少ない細胞数の投与によっても抗腫瘍免疫活性を誘導することが確認された[4]。成分採血の必要がなく，投与細胞は外来での150ml程度の採血から準備が可能で，コスト，安全性の面からも患者負担が少ないと期待された。標準治療後の再発根治切除不能頭頸部扁平上皮がん患者を対象に $1×10^8/0.2ml$ に調整したα-GalCerパルス抗原提示細胞を鼻粘膜下に1週間隔で2回投与する臨床第1相試験を行った[5]。9症例を対象に実施され，一定の8例に抗腫瘍免疫活性の増強が確認された。しかし，臨床的には腫瘍の部分的縮小を認めたのは1例のみであった。

アジュバント療法としての開発と先進医療B（表1）

前述のMDSCならびにTregのNKT細胞の増殖，IFN-γ産生に及ぼす影響をin vitroで検討したところ，MDSCに対しては比較的強い抵抗を示したが，Tregに対してはリガンド刺激による増殖，IFN-γ産生作用のいずれもが強い抑制を生じていた。しかし興味深いことに進行がん患者で増加しているTregは手術や放射線療法といった標準治療により寛解がみられた症例では著明に減少し，さらにその後に再発がみられた症例では再発の初期にregが再増加し，臨床経過と相関することが確認された[2]。そこで，Tregが減少する標準治療後にこのα-GalCerパルス抗原提示細胞の鼻粘膜下投与は，高い頻度で見られる再発を防ぐアジュバント療法として期待できる。4期進行頭頸部扁平上皮がんで，標準治療後に画像を含めた診察で完全寛解と判断され，治療終了後2カ月以内の症例を対象に，α-GalCerでパルスしていない抗原提示細胞投与を対照として盲検試験試験を開始したが，2014年から先進医療Bとして認可された。途中，再生医療法等安全性確保等への対応，書類提出の準備などで3年間のブランクが生じたが，有効性の検討が進んでいる。

参考文献

1) Horinaka A, Sakurai D, Ihara F, et al: Invariant NKT cells are resistant to circulating CD15+ myeloid-derived suppressor cells in patients with head and neck cancer. Cancer Sci. 2016;107:207-216.
2) Ihara F, Sakurai D, Horinaka A, et al: CD45RA–Foxp3[high]

regulatory T cells have a negative impact on the clinical outcome of head and neck squamous cell carcinoma. Cancer Immunol Immunother. 2017;66:1275-1285

3) Uchida T, Horiguchi S, Tanaka Y, et al: Phase I study of α-galactosylceramide-pulsed antigen presenting cells administration to the nasal submucosa in unresectable or recurrent head and neck cancer. Cancer Immunol Immunother. 2008;57:337-345.

4) Horiguchi S, Matsuoka T, Okamoto Y, et al: Migration of tumor antigen-pulsed dendritic cells after mucosal administration in the human upper respiratory tract. J Clin Immunol. 2007;27:598-604

5) Uchida T, Horiguchi S, Tanaka Y, et al: Phase I study of α-galactosylceramide-pulsed antigen presenting cells administration to the nasal submucosa in unresectable or recurrent head and neck cancer. Cancer Immunol Immunother. 2008;57:337-345.

がん先進医療の最前線

5 経皮的乳がんラジオ波熱焼灼療法　早期乳がん（B10）

国立がん研究センター中央病院　乳腺外科　科長　木下　貴之

はじめに

早期乳がんの外科治療は乳房温存手術やセンチネルリンパ節生検法が標準化しており，低侵襲化が進んでいる。本邦では乳がんの罹患数が上昇するとともに，マンモグラフィ検診の普及や画像診断法の進歩により早期乳がんの発見機会が増加してきている。このような時代的背景と"切りたくない"という患者さんの要望に応えるため　究極の低侵襲局所治療である非切除（non-surgical ablation）療法が注目されている。実臨床で乳がんに応用されているのは凍結療法（Cryoablation），MRガイド下集束超音波療法（MRgFUS），ラジオ波熱焼灼療法（以下RFA）がある。本稿では，先進医療Bで実施している乳がんRFA多施設共同第Ⅲ相（RAFAELO）試験の概要と進捗について解説する。

乳がんRFA療法の背景

RFAは国内では肝臓がんの治療としてすでに広く用いられ，この手技を乳がんに応用したものである。乳がんにはシングルニードルで熱コントロールも容易なCool-tip RF System（Medtronic, Energy-Based Devices, Interventional Oncology, Boulder, CO, USA）が主に用いられている。本法の利点としては，肝臓がん治療ですでに普及している機器を使用するため，機器を有する施設ではニードルの購入のみで実施できるので，わが国では普及する可能性が高い。欠点としては，局所の疼痛が強いため全身麻酔下での実施が推奨されること，局所反応が強いため局所の一過性の浮腫や硬結の残存を認めることなどがあげられる。

患者さんの切りたくないという要望を背景に，治療の簡便さから2000年ごろよりクリニックを中心に拡がった。2010年に日本乳癌学会にて実施されたアンケート調査によると乳がんに対するRFA療法は国内29施設が実施し，症例数は1,049症例であることが判明した。回答があった施設内でも適応や標準的手技，管理体制がまちまちで，臨床試験として実施していない施設も少なからず認められた。これに対して日本乳癌学会では乳がんRFA療法は臨床試験として実施するように警告した。

1999年から今日まで，海外での報告を含めたRFA後に切除して効果をみる試験が海外を含めていくつか報告されてきているが，多くの完全焼灼率は良好だった（64〜100％）。ただしすべてが単施設からの少数例の報告で適応やデバイスも異なるため，標準治療になるような十分なエビデンスとなる報告は見当たらない[1〜14]。

先進医療Bで実施している乳がんRFA多施設共同第Ⅲ相（RAFAELO）試験の概要

医療技術の概要図を図1に示した。目的は，早期乳がん症例に対して非切除を前提としたRFAを行い，5年温存乳房内無再発生存割合を主要評価項目として標準治療である乳房部分切除術に劣らないことを証明して，早期乳がんに対する次期標準治療としての位置づけを目指している。対象は，Tis-T1（腫瘍径1.5cm以下），N0（リンパ節転移がない），M0（遠隔転移が

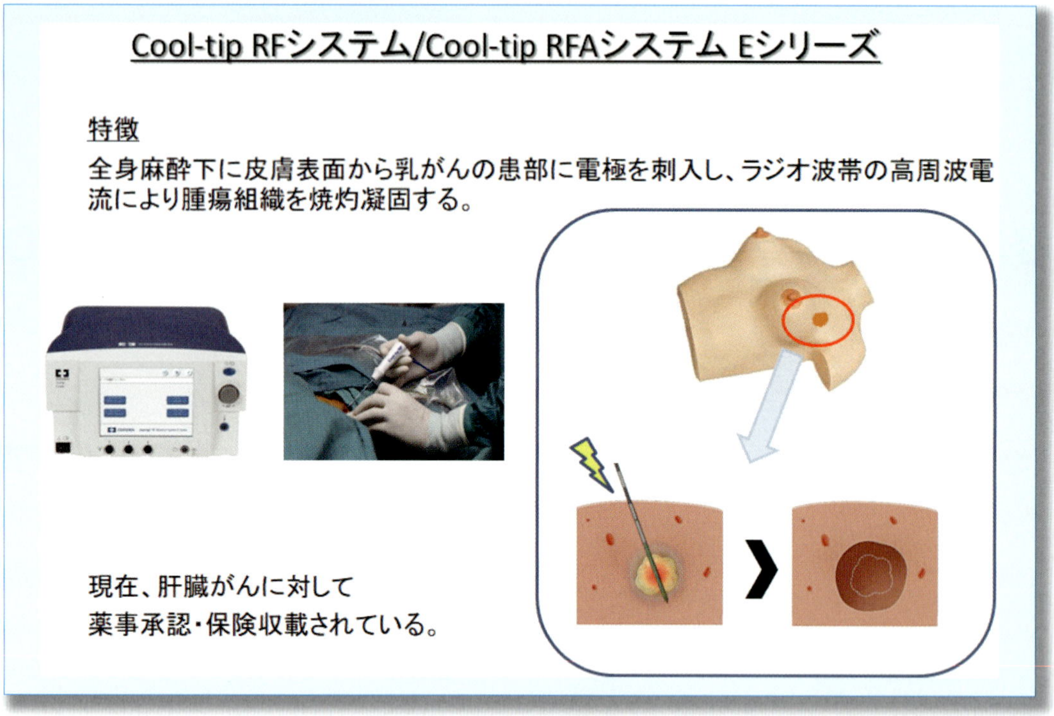

図1 医療技術の概要図

ない），病期 0-I の単発乳がん症例，臨床試験参加を希望する患者で，術後の標準的な化学療法，放射線療法，ホルモン療法に耐えうる症例，重篤な脳梗塞，心筋梗塞，血栓塞栓症の既往歴がなく，全身麻酔に耐えうることとした。治療は，全身麻酔下で，体表面から乳房内病変に対して超音波ガイド下にラジオ波電極針を穿刺し，病変にラジオ波による熱焼灼を行う。目標登録数は 372 例で，研究期間は登録期間：5年，追跡期間：登録終了後5年間，総研究期間：10年間となっている。本試験は，5年温存乳房内無再発生存割合を主要評価項目として，標準治療である乳房部分切除術の成績と比較する試験である。標準治療である乳房温存療法後の乳房内再発割合は，欧米では5年で 5 – 10% で，大規模臨床試験である NSABP-B06 試験では，断端陰性かつ術後放射線照射が行われた乳房部分切除症例の術後5年間の温存乳房内再発割合は 5.7% と報告されており，この値と同程度の成績を期待している。本試験の概要を図2に，プロトコール治療の定義を図3に，また5年間の RFA 後病変残存，再発および整容性，QOL 評価のための経過観察のスケジュールを表1に示した。整容性や QOL 評価は手術と比べて RFA が優れていると考えられるため重要である。先進医療では，保険診療との混合診療が認められているため通常の入院治療費とは別に RFA 費用として約 17 万円を患者さんに負担していただいている（施設ごとに費用設定が異なる）。

RAFAELO 試験の進捗状況

2013 年7月に先進医療Bとして承認され，同8月より症例登録が始まりまった。開始当初は8施設（北海道がんセンター，群馬県立がんセンター，千葉県がんセンター，国立がん研究センター中央病院・東病院，岡山大学病院，広島市立広島市民病院，四国がんセンター）にて臨床試験を開始したが，2017 年度には技術修練認定を受けた岐阜大学病院とがん感染症センター都立駒込病院が加わった。2016 年1月 10 日に中間解析を実施し，効果安全評価委員会にて試験継続が承認され，2017 年 11 月 29 日に予定登録症例数（372例）に達し，登録が終了した（図4）。現在は登録症例の経過観察を行っている。2018 年6月の時点でグレード3以上の有害事象としては，早期皮膚潰瘍が1例，晩期創傷感染が2例，盲腸炎が1例，顔面神経障害が1例，2次癌として手指類上皮肉腫，悪性リンパ腫が各1例ずつ報告されている。

これまでの研究から，乳がんの低侵襲局所療法である RFA などの non-surgical ablation 療法は正しい適応や手技のもとに実施されれば従来の外科的切除に劣らない成績を残せるものと期待される。引き続き医療

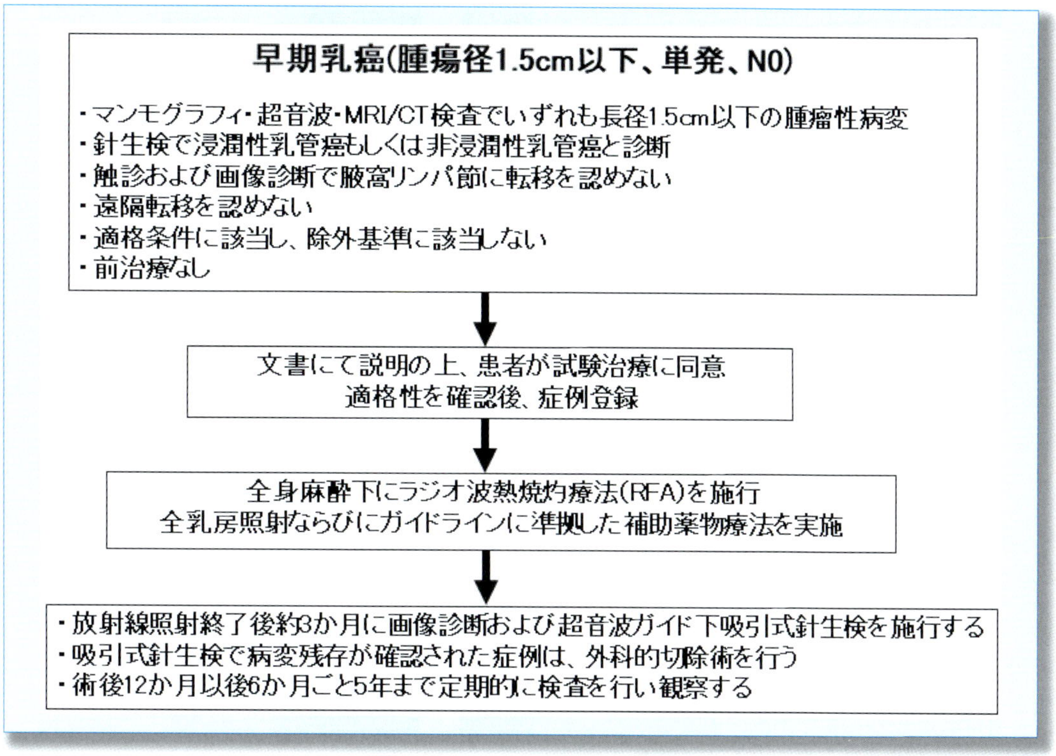

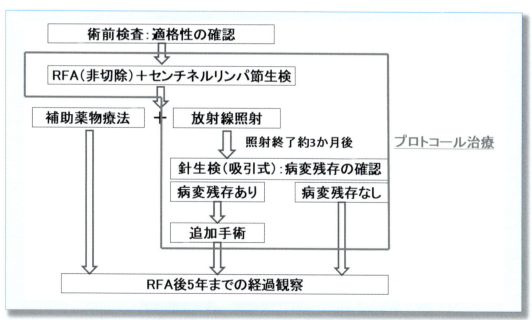

図2　RAFAELO study　概要

図3　RAFAELO study：プロトコール治療の定義

表1 RAFAELO study：経過観察の規定

術後期間	術前	術中・術後	1週間以内	＊	12か月	1年6か月	2年	2年6か月	3年	3年6か月	4年	4年6か月	5年
患者背景：現病歴 既往歴	○												
問診	○		○	○	○	○	○	○	○	○	○	○	○
視触診	○	○		○	○	○	○	○	○	○	○	○	○
MMG	○				○		○		○		○		○
針生検 (CNB/VAB/MMT)	○			○									
乳房超音波	○	○		○	○	○	○	○	○	○	○	○	○
乳房MRI and/or CT	○				○		○		○		○		○
胸部X線	○				○		○		○		○		○
採血（腫瘍マーカー）	○				○	○	○	○	○	○	○	○	○
整容性評価（写真撮影）	○			○	○		○		○		○		○
アンケート調査				○	○		○		○		○		○

＊：放射線治療終了3か月後時点

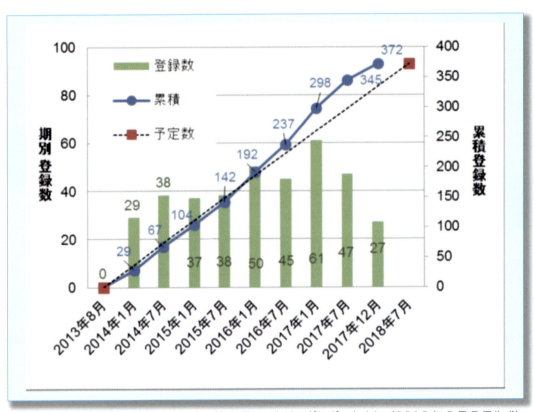

-第8回モニタリングレポートより（2018年2月5日作成)-

図4　RAFAELO study の進捗

機器や手技の開発，改良とともに本治療の中～長期的安全性，整容性，治療効果を評価する必要があると考える。

参考文献

1) Jeffrey SS, et al. Radiofrequency ablation of breast cancer. Arch Surg1999;134: 1064-1068
2) Izzo F, et al. Radiofrequency ablation in patients with primary breast carcinoma Cancer 2001;92: 2036-2044
3) Burak WE, et al. Radiofrequency ablation of invasive breast carcinoma followed by delayed surgical resection. Cancer 2003;98: 1369-1376
4) Singletary SE, et al. Radiofrequency ablation for primary breast cancer. Breast Cancer2003;10: 4-9
5) Hayashi AH, et al. Treatment of invasive breast carcinoma with ultrasound-guided radiofrequency ablation. Am J Surg 2003;185: 429-435
6) Fornage BD, et al. Small breast cancer treated with US-guided radiofrequency ablation: feasibility study. Radiology 2004;231: 215-224
7) Noguchi M, et al. Radiofrequency ablation of small breast cancer followed by surgical resection. J Surg Oncol 2006;93: 120-128
8) Khatri VP et al. A phase II trial ogf image-guided radiofrequency ablation of small invasive breast carcinoma: use of saline-cooled tip electrode. Ann Surg Oncol 2007;14: 1644-1652
9) Medina-Franco H, et al. Radiofrequency ablation of invasive breast carcinoma: A phase II trial. Ann Surg Oncol 2008;15: 1689-1695
10) Garbay JR, et al. Radiofrequency thermal ablation of breast cancer local recurrence: A phase II clinical trial. Ann Surg Oncol 2008;15: 3222-3226
11) Imoto S, et al. Feasibility study on radiofrequency ablation followed by partial mastectomy for stage I breast cancer patients. The Breast 2009;18: 130-134
12) Kinoshita T, et al. Radiofrequency ablation as local therapy for early breast carsinomas. Breast Cancer 2011;18:10-17
13) Ohtani S, et al. Radiofrequency ablation of early breast cancer followed by delayed surgical resection- A promising alternative to breast cconserving surgery. The Breast 2011; 20:431-436
14) van der Ploeg IMC, et al. Radiofrequency ablation of breast cancer: A review of the literature. Eur J Surg Oncol 2007;33: 673-677

6 インターフェロンα皮下投与およびジドブジン経口投与の併用療法　成人T細胞白血病・リンパ腫（B11）

埼玉医科大学国際医療センター　造血器腫瘍科　教授　**塚崎　邦弘**

先進医療技術の背景

　ヒトT細胞白血病ウイルスI型感染者（HTLV-1キャリア）のうち数千人に1人が毎年，成人T細胞白血病・リンパ腫（ATL）を発症する。日本では，輸血・母乳感染対策により新規感染者は減少したが，水平感染により毎年新たに4,000人程度が感染しており，100万人ほど存在する既感染者の高齢化に伴い，新規患者は毎年1000人程度と推定されている。

　ATLは，西南日本，中南米，アフリカ出身者に多い難治性の希少がんであり，疫学調査で主に母乳で感染したHTLV-1キャリアの約5%が約60年の潜伏期を経て発症することから，5段階程度の多段階発がんによると推定されている。ATL細胞の網羅的ゲノム異常解析ではT細胞受容体・NFkB経路他で重要な遺伝子異常が各患者で複数あり，それぞれの経路でホットスポットを形成している。わが国では，高悪性度（急性型，リンパ腫型，予後不良因子を有さない慢性型）ATLには強力な化学療法に引き続いての同種造血幹細胞移植療法が，低悪性度（くすぶり型または予後不良因子を有さない慢性型）ATLには毒性が低くて有用性を認める治療法がないことからWatchful waiting［WW；急性転化（高悪性度ATLになること）するまでは経過観察すること］が標準治療とされるが，その成績は其々の治療法による他の急性白血病と慢性白血病の成績と比べて不良である（図1）。一方欧米では，1995年頃より抗ウイルス剤のインターフェロンαとジドブジンの併用（IFN+AZT）療法が低悪性度ATLを主に標準治療とされている（図2）。しかしわが国では，両剤の本疾患への薬事承認がなく用いられていない。

　低悪性度ATLに対するIFN/AZT療法は，海外での少数例での報告から暫定的に「標準治療」と見做されNCCNガイドラインにも記載されているが，エビデンスレベルは十分ではない。そこで保険診療の対象に至っていない先進的な医療技術と保険診療との併用を認める「先進医療制度」によって本試験を実施し，ATLの治療における科学的なエビデンスを明らかにするとともに，有用性が確認された場合には薬事法上の適応拡大・保険適用を目指している。

　JCOGリンパ腫グループ（LSG）は，これまでHTLV-1感染からATL発症までの臨床・分子病態とその治療・予防について研究してきた。高悪性度ATLに対しては第Ⅲ相試験（JCOG9801）を完遂して新たな標準治療を確立したほか，現在同種造血幹細胞移植療法の意義を検証する試験（JCOG0907）を実施中である。一方，低悪性度ATLに対しては本研究の中でIFN+AZT療法とWW療法のランダム化比較試験（JCOG1111C試験：図3）を次項で述べるように実施中である。高悪性度ATLと低悪性度ATLに区分して，漏れのないように治療開発戦略を立てているのが特徴である。

　本研究は，ATLの発症頻度が高く，臨床試験を実施する体制が確立している本邦以外では実現不可能であり，国内のみならず医学的な国際貢献が大きいことが期待される。

　IZN+AZT療法は，毒性の全くないWW療法と比較すると毒性は高く治療期間も長期となる。しかし低

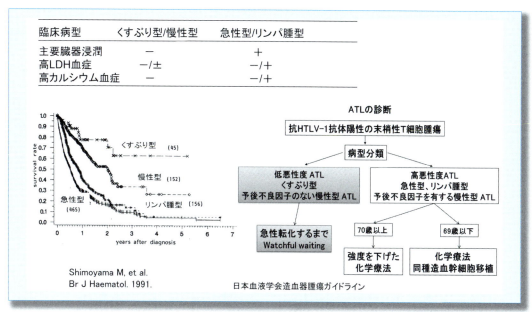

図1　ATLの臨床病型と予後・治療方針

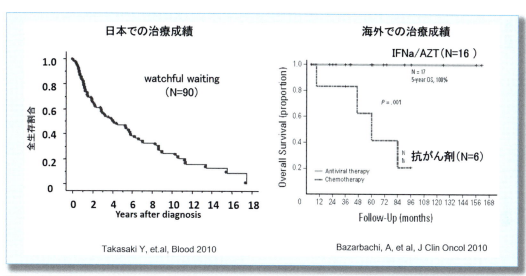

図2　低悪性度ATLに対するインターフェロンα／ジドブジン併用療法はWatchful Waiting療法に比べて有望な治療法である

悪性度ATL患者は急性転化後にはより毒性が高い化学療法や移植療法を行わざるを得ず，予後不良である。本試験結果によりATLに対するIFN/AZT療法の有用性が検証され，新たな標準治療として医学上公知とみなされれば，両剤の本疾患に対する薬事承認が期待でき，患者の大きな利益となる。一方，IFN+AZT療法の優越性が検証されなかった場合も，IFN+AZT療法がなし崩し的に海外で用いられている状況を高いエビデンスで覆すこととなる。すなわち毒性と経済的負担の無いWW療法が標準治療であることを決定できる。

プロトコールの概要

1）患者選択規準

20歳以上75歳未満，合併症が重篤でなく，臓器能と全身所見が保たれている，未治療，症候（皮膚病変または6か月以内の日和見感染症の既往）のあるくすぶり型ATLまたは予後不良因子（アルブミン，LDHまたはBUNが異常値）のない慢性型ATL患者。

2）治療計画（図3）

・WW療法：ATLに対する全身的な治療介入を行わず，8週ごとに経過観察を行う。

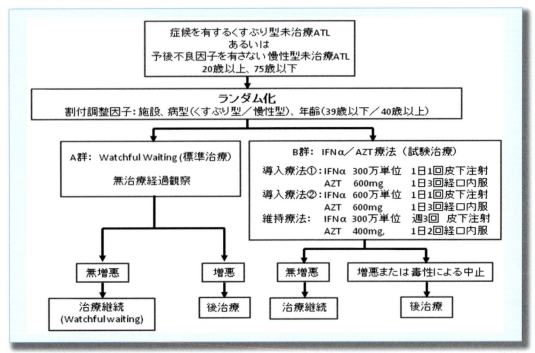

図3 低悪性度 ATL に対するインターフェロンα／ジドブジン併用療法と Watchful Waiting 療法のランダム化比較試験（JCOG1111C）
1. ATL には標準治療法が確立されていない
2. ATL の慢性型，くすぶり型に有効な治療法が存在する？
3. 高度医療（先進医療 B）評価制度を利用した開発研究

・IFN+AZT 療法：天然型インターフェロンα（IFN；スミフェロン DS）600万単位／日を連日皮下注。ジドブジン（AZT：レトロビルカプセル）（100mg）6C を分3で連日内服。高悪性度 ATL への移行（急性転化）を含む増悪または毒性による中止まで継続し，加療が12週持続すれば両剤を半量に減量。

3）エンドポイントと統計学的考察

Primary endpoint は無イベント期間（急性転化または死亡），主な Secondary endpoints は全生存期間，無急性転化（臨床的急性転化を含む）生存期間，有害事象，治療関連死亡割合である。

WW 療法の2年無イベント生存割合を60%，IFN+AZT 療法で20%上乗せ，有意水準片側5%，検出力70%，登録期間3年・追跡期間2年として，両群計68名が必要。追跡不能等を見込み74名を予定登録数とした。年間登録見込みは20～25名であり，3年間での登録完了を見込んだ。

進捗状況

JCOG1111C 試験は2013年7月に先進医療会議で承認され，2013年9月から登録を開始した。IFN+AZT 療法の日本人での安全性が確認されていなかったことから当初は早期・探索的臨床試験拠点と臨床研究中核病院の4施設で8名を登録し，少数例での安全性が確認されたことが2015年1月に先進医療会議で承認された後に，順次先進医療会議で施設承認された全30施設で患者登録を行った。これによって患者登録ペースは改善したが，それでも予定を下回ったことから2016年6月に登録期間を延長する第3回プロトコール改訂を行った。しかしその後むしろ登録ペースが再度遅くなったことからアンケート調査を再度行ったところ，登録が一定数あった施設（多くは西南九州）では，WW 療法中であった当該施設及び近隣施設の患者が登録された後には新規患者の発生が極めて少ないことが明らかとなった。また高齢患者が多いことから WW 療法中で病状が安定している場合，本試験への参加を躊躇する場合も少なからず認められた。以上などにより登録期間の延長によっても登録数を増やすことは困難と判断し，予定74名であったが38名の患者が登録された2018年3月の時点（登録期間4.5年）で新規患者登録を中止した。今後は，当初2年を予定していた追跡期間を，現在の全患者での無イベント生

存期間を踏まえて7年と延長することによりイベント数を確保して試験を完遂するようにプロトコールを改訂したところである。

参考文献

1) Takatsuki K (ed) Adult T-cell Leukemia, Oxford: Oxford University Press, New York, 1994
2) Lymphoma Study Group (1984-1987): Major prognostic factors of patients with adult T-cell leukemia- lymphoma: a cooperative study Leuk Res 1991；15: 81.
3) Shimoyama M: Diagnostic criteria and classification of clinical subtypes of adult T- cell leukaemia-lymphoma. A report from the Lymphoma Study Group (1984- 87). Br J Haematol 1991;79: 428.
4) Tsukasaki K, Fukushima T, Utsunomiy A, et al.: Phase III study of VCAP-AMP-VECP vs. biweekly CHOP in aggressive adult T-cell leukemia-lymphoma (ATLL): Japan Clinical Oncology Group Study, JCOG9801. Blood 2005; 106(11): 239a.
5) Tsukasaki K, Hermine O, Bazarbachi A, et al. Definition, prognostic factors, treatment, and response criteria of adult T-cell leukemia-lymphoma: a proposal from an international consensus meeting. J Clin Oncol 27:453-459, 2009.
6) Gill PS, Harrington W Jr, Kaplan MH, et al: Treatment of adult T-cell leukemia-lymphoma wit a combination of interferon alpha and zidovudine. New Engl J Med 1995；332: 1744.
7) Hermine O, Bouscary D, Gessain A, et al: Treatment of adult T-cell leukemia-lymphoma with zidovudine and interferon alfa. N Engl J Med 332:1749-51, 1995
8) White JD, Wharfe G, Stewart DM, et. al.: The combination of zidovudine and interferon alpha-2B in the treatment of adult T-cell leukemia/lymphoma. Leuk Lymphoma 2001；40:287.
9) Matutes E, Taylor GP, Cavenagh J, et. al.: Interferon alpha and zidovudine therapy in adult T-cell leukaemia lymphoma: response and outcome in 15 patients. Br J Haematol2001；113:779.
10) Bazarbachi A, Plumelle Y, Carlos Ramos J, Tortevoye P, Otrock Z, Taylor G, et al. Meta-analysis on the use of Zidovudine and interferon-alfa in adult T-cell leukemia/lymphoma showing improved survival in the leukemic subtypes. J Clin Oncol. 2010 Sep 20;28(27):4177-83.
11) Ishitsuka K, Katsuya H, Toyota T, et al. Interferon-alpha and zidovudine for relapsed/refractory adult T cell leukemia/lymphoma: case reports of Japanese patients. Int J Hematol. 2010 Dec;92(5):762-4.
12) Hodson A, Crichton S, Montoto S, et al.: Use of zidovudine and interferon alfa with chemotherapy improves survival in both acute and lymphoma subtypes of adult T-cell leukemia/lymphoma. J Clin Oncol. 2011 Dec 10;29(35):4696-701.
13) Tobinai K, Kobayashi Y and Shimoyama M: Interferon alpha and zidovudine in adult T-cell leukemia-lymphoma. Lymphoma Study Group of the Japan Clinical Oncology Group. N Engl J Med 333:1285, 1995
14) Takasaki Y, Iwanaga M, Imaizumi Y, et. al.: Long-term study of indolent adult T-cell leukemia-lymphoma. Blood 115(22):4337-43, 2010.
15) Kchour G, Tarhini M, Kooshyar MM, et. al.: Phase 2 study of the efficacy and safety of the combination of arsenic trioxide, interferon alpha, and zidovudine in newly diagnosed chronic adult T-cell leukemia/lymphoma (ATL). Blood;113(26):6528-32, 2009.
16) 塚崎邦弘:8. 成人T細胞白血病リンパ腫（ＡＴＬ）. 造血器腫瘍診療ガイドライン2018年度版（一般社団法人日本血液学会編集）, p273-286, 金原出版㈱（東京）, 2013.
17) Cook LB, Fuji S, Tsukasaki K, et al. Revised Adult T-Cell Leukemia-Lymphoma International Consensus Meeting Report. J Clin Oncol. 2019 Mar 10;37(8):677-687.

早期胃がんに対するセンチネルリンパ節を指標としたリンパ節転移診断と個別化手術の有用性に関する臨床試験（B14）

慶應義塾大学医学部　外科学　助教　**眞柳　修平**
慶應義塾大学医学部　外科学　教授　**北川　雄光**

背景

　腫瘍から直接リンパ流を受けるリンパ節をsentinel node SNとして，最初のリンパ節転移はSNに生じるとする考え方をSN理論と呼ぶ。この理論が正しいとするとSNにリンパ節転移がなければその他のリンパ節には転移がないものと判断することができる。より安全な縮小手術の手段としてSN理論を応用した縮小手術が積極的に試みられ，現在では乳がん・悪性黒色腫においては各症例に応じた個別化術式が標準的に実施されるに至り，消化器がんに関してもその有用性が報告されてきている。

　胃がんにおいては，一般にリンパ節転移の有無が重要な予後規定因子となることが知られており，従来胃がんの外科治療においてはその根治性に主眼が置かれ，ほぼ画一的に定型胃切除術とリンパ節郭清が行われてきた。我々は胃がんSN生検に関する多施設共同試験を計画し，その妥当性の検証を行った。胃がんにおけるSN理論の臨床応用可能性については，平成14-17年度厚生労働省がん研究助成「各種臓器における見張りリンパ節ナビゲーション手術標準手技の確立」の一環としてsentinel node navigation surgery SNNS研究会多施設共同研究「胃がんにおけるセンチネルリンパ節を指標としたリンパ節転移診断に関する臨床試験」およびそれに引き続く先進医療B「早期癌に対する腹腔鏡下センチネルリンパ節生検」が胃がんcT1N0 /cT2N0症例を対象として行われた。切除には患者安全のためにSN生検のみならず標準リンパ節郭清も付加されていた。502例が本試験に登録され，うち466例にSN生検が実施された。検出されたSNは平均5.4個で同定率は97.8％（456/466）であった。リンパ節転移陽性の67例のうちSN転移陽性例は63例であった。以上の結果よりSNによる転移検出感度は94.0％（63/67），陰性的中率は98.9％（389/393），正診率は99.1％（452/456）であった。4例の偽陰性例のうち3例は腫瘍長径4cm以上あるいは漿膜下層浸潤癌であり，cT1N0の1例では検出された転移リンパ節はSN流域内の転移のみであった。これらの結果よりSN生検の対象をcT1a/bN0，腫瘍長径4cm以下と限定し，SN転移陰性例に対してもSNのみならず，そのSNを含むリンパ流域SN Basin切除を行うことで，より安全な縮小リンパ節郭清が可能であることが示された。また，この試験においてSN生検手技自体による重篤な有害事象は認められなかった[1]。

　胃がんに対する縮小手術の有用性の検討に関する報告も諸家によってなされ，胃切除範囲の縮小や神経の温存により食事摂取量や術後体重の回復，ダンピング症候群の出現率や胆石発生率など，機能温存の観点で従来の定型手術より優れるという報告も見られるようになった。一方で，術前診断で粘膜がんや粘膜下層までの浸潤と診断されながらリンパ節転移を有する症例には，経験のみに基づいた縮小手術は転移リンパ節の遺残から術後再発につながる危険性がある。SNを手術中に同定し，術中迅速病理診断によって早期の段階で転移リスクを把握することで，SNに転移を有する症例に対しては，確実なリンパ節郭清と胃切除からなる定型手術を実施することとすれば，悪性腫瘍手術の原則である根治性をより担保することが可能となる。

また，侵襲低減・縮小手術を目指して導入された腹腔鏡手術であったが，皮膚切開は縮小するものの実際には臓器切除範囲は従来と変わらず，術後の機能温存効果は限定されていた。この腹腔鏡手術にSN生検を併用することで，審美面と機能温存を両立した個別化手術が可能となる事が期待される。

プロトコール概要

cT1N0M0と診断された早期胃がん，単発性，腫瘍長径4cm以下，前治療なしの症例を対象とする。手術前日に99m Tc tin colloid（radioisotope RI）を，また手術時に色素（indocyanine green（ICG）またはindigocarmine）をトレーサーとして内視鏡下に腫瘍周囲4か所の粘膜下層に0.5mlずつ注入する。術中にRIまたは色素トレーサーいずれかが集積したリンパ節をSNとして診断する。通常通り手術を開始し，術野においてリンパ節に集積した色素は目視あるいはICGであればPDEで，RIは小型ガンマプローブを用いて検出・同定する。胃切除を行う前にまずSNとそのSNを含むBasin切除を行う。SNを術中迅速病理診断に提出し，転移の有無について診断する。

術中迅速病理診断でSN転移陰性と診断された症例にはSNとSN Basin切除による縮小リンパ節郭清と縮小胃切除（縮小幽門側胃切除，胃局所切除術，分節切除術，幽門保存胃切除術，噴門側胃切除術等）を実施する（図1）。Basin切除範囲によっては胃切除範囲の縮小が困難な場合も予想されるが，その際には従来通りの胃切除（幽門側胃切除，胃全摘術）とリンパ節郭清（SN Basin＋α）を行う。術中迅速病理診断でSN転移が陽性と診断された場合には，胃がん治療ガイドラインに準拠した2群リンパ節郭清と定型胃切除を行う。

Primary endpointは術後5年無再発生存割合，予定登録症例数は225例である。

進捗状況

2019年4月1日時点で134例が登録され，現在，試験進行中である。

参考文献
1) Kitagawa Y, Takeuchi H, Takagi Y et al: Sentinel Node Mapping for Gastric Cancer: A Prospective Multicenter Trial in Japan. J Clin Oncol 2013; 31: 3704-3710.

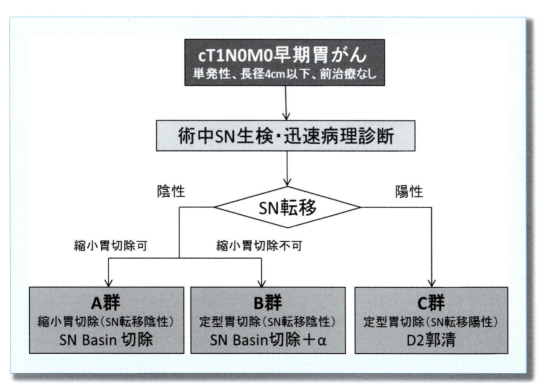

図1　早期胃がんに対するセンチネルリンパ節を指標としたリンパ節転転移診断と個別化手術の有用性に関する臨床試験（プロトコール概要）

がん先進医療の最前線

8 放射線照射前に大量メトトレキサート療法を行った後のテモゾロミド内服投与及び放射線治療の併用療法並びにテモゾロミド内服投与の維持療法 初発の中枢神経系原発悪性リンパ腫（B17）

埼玉医科大学国際医療センター　脳脊髄腫瘍科　教授　**三島　一彦**

はじめに

中枢神経系原発悪性リンパ腫（PCNSL: primary central nervous system lymphoma）は，近年増加傾向を示す悪性脳腫瘍で，最新の日本脳腫瘍全国統計によると原発性脳腫瘍の4.9％を占める[1]。高齢者に高頻度でみられ（65歳以上が54％），95％以上のPCNSLは非ホジキンリンパ腫（non-Hodgkin lymphoma: NHL）で，ほとんどがびまん性大型B細胞リンパ腫（DLBCL: diffuse large B-cell lymphoma）である。

初発PCNSLに対する標準治療は大量メトトレキサート療法（HD-MTX）を基盤とする化学療法とその後の地固め全脳照射で，生存期間中央値（mOS）は30-60ヵ月，5年生存割合は30-50％まで延長してきた[2]。しかし診断から2年以内に約半数は再発し，神経機能を維持し治癒に至る割合は未だ満足できるレベルには達していない。

先進医療技術の背景

膠芽腫に対する標準治療薬であるテモゾロミド（TMZ）は血液脳関門（BBB: blood brain barrier）透過性が良好な経口アルキル化剤で比較的有害事象が少なく，脳への浸潤性が強いPCNSLに対しても効果が期待される。再発PCNSLに対しての有効性が報告されたことを受け[3]，TMZを初期寛解導入療法に組み込んだ2つの単アーム第Ⅱ相試験が施行された。CALGB 50202試験はHD-MTXにrituximabとTMZ併用（MT-R）の導入化学療法後，CR例に全脳照射を回避しetoposide，HD-Ara-C（EA）で地固め療法を行うものである。44例（年齢中央値:61歳）が登録され，主要評価項目のMT-R療法によるCR割合は66％で，2年PFSは全体で57％，2年のtime to progression（TTP）は59％，mPFSは2.4年，mOSは未到達で，地固め化学療法完遂例で2年のTTPは77％であった。CTCAEグレード4の好中球減少，血小板減少が各55％，50％に認められ，その80％が地固めEA療法後に生じ，感染による死亡が1例あったが，MT-Rによるグレード4の有害事象は27％と低頻度であった。RTOG 0227試験は，MT-R併用による導入療法後に全脳照射36GyとさらにTMZで維持療法（10サイクル）を行う単アーム第Ⅰ/Ⅱ相試験である。第Ⅱ相部は53例（年齢中央値:57歳）で，主要評価項目の2年OSは80.8％で，2年PFS 63.6％，mOSは7.5年で，CTCAEグレード3/4の有害事象は照射前化学療法で66％，照射後化学療法では45％でみられ，遅発性神経毒性も少なく，先行のRTOG 9310試験（2年PFS:50％ ,mOS:36.9カ月）より優れた治療成績が示された[5]。

プロトコールの概要

日本臨床腫瘍研究グループ（Japan Clinical Oncology Group:JCOG）の脳腫瘍グループは70歳以下の初発PCNSLを対象にHD-MTX療法後，放射線照射にTMZを併用し，照射後に維持TMZ療法を行う試験治療群と，TMZを用いない標準治療群を比較するランダム化第Ⅲ相試験（JCOG1114C: 初発中枢神経系原発悪性リンパ腫に対する照射前大量メトトレキサート療法＋放射線治療と照射前大量メトトレキサー

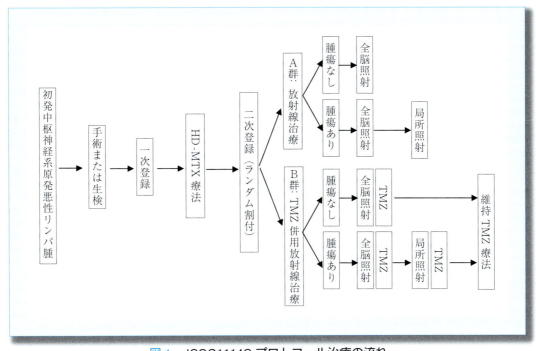

図1 JCOG1114C プロトコール治療の流れ

ト療法＋テモゾロミド併用放射線治療＋テモゾロミド維持療法とのランダム化比較試験）を実施中である。本試験に用いるTMZの適応は「悪性神経膠腫」でありDLBCLは適応外であるため，TMZは製造販売元のMSD社から提供を受け先進医療Bの下で行われている。

本試験では，年齢が20歳以上70歳以下，PS（ECOG）が0-2，もしくは腫瘍による神経症状のみに起因するPS3のいずれかであり，手術摘出標本または生検で病理組織学的にDLBCLであることが確認され，骨髄，心臓，腎臓，肝臓などの臓器機能が保たれている症例を一次登録する。その後HD-MTX療法（1サイクル以上3サイクルまで）が行われた症例を二次登録し，A群の全脳照射（＋局所照射）（HD-MTX療法後CR例で全脳照射30 Gy，非CR例では全脳照射30 Gy＋局所照射10 Gy）と，B群の全脳照射（＋局所照射）中にテモゾロミドを併用し，維持TMZ療法（HD-MTX療法開始日より2年間）を行う2群にランダム割り付けを行う（図1）。主要評価項目は全生存期間，副次評価項目はHD-MTX終了後の奏効割合，放射線治療終了時の奏効割合，HD-MTX終了後の完全奏効割合，放射線治療終了時の完全奏効割合，無増悪生存期間，有害事象発生割合，MMSE非悪化割合などである。予定登録患者数は二次登録例として各治療群65名の計130名であり，登録期間：4年，追跡期間：登録終了後10年，解析期間1年，総研究期間：15年である。主たる解析は登録終了3年後に行い，標準治療群のA群に対し，試験治療群のB群が主要評価項目である全生存期間において有意に上回るかを検証する。参加施設はJCOG脳腫瘍グループの33施設で，一次登録は登録数134例で2018年8月24日に終了し，二次登録は登録数122例（A群：62例，B群：60例）で2018年10月15日に終了した。中間解析は2019年12月頃に予定されている。

試験結果への期待

本試験では現在なお非常に予後が悪いPCNSLに対して予後改善を目指す治療法を開発するものである。本試験でTMZを併用する治療が併用しない治療に優った場合は，より有効な標準治療が確立することになる。また本試験の結果HD-MTX療法＋TMZ併用放射線療法＋維持TMZ療法の有効性が示され，結果が公表されて治療ガイドラインに掲載されるなど，本治療法の有効性ならびに安全性が医学薬学上公知とみなしうる状況になり，さらに患者会支援や関連学会から要望が出された場合には，製造販売元企業からの公知申請により，PCNSLに対するTMZの薬事法上の承認がなされることが期待される。

参考文献：

1) Neurologia medico-chirurgica Vol.57, Supplement 1, April, 2017
2) Grommes C, Rubenstein JL, DeAngelis LM, Ferreri AJM, Batchelor TT.
Comprehensive Approach to Diagnosis and Treatment of Newly Diagnosed Primary CNS Lymphoma.Neuro Oncol. 21（3）:296-305, 2018
3) Reni M, Zaja F, Mason W, et al.: Temozolomide as Salvage Treatment in Primary Brain Lymphomas. Br J Cancer. 96: 864-867, 2007
4) Rubenstein JL, Hsi ED, Johnson JL, et al: Intensive Chemotherapy and Immunotherapy in Patients With Newly Diagnosed Primary CNS Lymphoma: CALGB 50202（Alliance 50202).J Clin Oncol. 31:3061-3068, 2013.
5) Glass J, Won M, Schultz CJ et al: Phase I and II Study of Induction Chemotherapy with Methotrexate, Rituximab, and Temozolomide, Followed by Whole-Brain Radiotherapy and Postirradiation Temozolomide for Primary CNS Lymphoma: NRG Oncology RTOG 0227. J Clin Oncol. 34:1620-1625, 2016

がん先進医療の最前線

9 術前のTS-1内服投与，パクリタキセル静脈内および腹腔内投与並びに術後のパクリタキセル静脈内投与および腹腔内投与の併用療法（B21）

近畿大学病院がんセンター／近畿大学医学部外科　教授　今野　元博

先進医療技術の背景

　根治切除可能な進行胃がんに対する標準治療はD2リンパ節郭清を伴う胃切除＋術後のTS-1内服（1年間）であるが，この標準治療後の再発形式として最も多くみられるものが腹膜転移である[1]。

　腹膜転移の原因とされる腹膜微小転移巣はD2リンパ節郭清を伴う胃切除のみでは制御できず[2]，また術後のTS-1の内服も腹膜転移再発抑制には一定の効果しかない[1]。腹膜転移再発防止のためには，胃壁に浸潤し漿膜から腹腔内に遊離したがん細胞ならびに，このがん細胞に起因する微小腹膜転移をより強力に制御する必要がある。術後にTS-1を経口投与しても腹腔内という閉鎖されたスペースに薬剤が到達することが困難なため，根治術後に腹腔内に残存した微小ながん細胞の成長を妨げ得ない。つまり腹膜転移再発を特異的に予防するためには，微少ながん細胞が存在する腹腔内へ効率的に薬剤をデリバリーする手段を開発する必要がある。

　我々のグループは，腹腔内への薬剤デリバリー手段として腹腔内に直接投与する方法が最も効率的かつ有効であると考え，胃癌腹膜転移に対しパクリタキセルを腹腔内に投与する腹腔内化学療法の臨床試験を施行した[3-5]。その結果70％近い1年全生存率や13.7％の5年生存率を得ている。

　パクリタキセルの腹腔内投与がこのような良好な成績を示す理由として，腹腔内に投与された薬剤の腹腔内停留性および腫瘍への直接浸透性が挙げられる。我々が報告したように，パクリタキセルは脂溶性で分子量が大きいという特性により，腹腔内投与後にはリンパ系から緩徐に吸収され，経静脈投与後と比べて遥かに高い腹水中濃度が長時間にわたって維持される[5]。またその抗腫瘍効果に関して，腹腔内に投与されたパクリタキセルに直接接触した腹腔内遊離がん細胞は，投与24時間後にはapoptosis様の変化を呈することを示した[5]。また in vivo の実験結果であるが，腹腔内に投与されたパクリタキセルは腹膜転移巣表層から約0.65mmの深さまで抗腫瘍効果を持つ[6]。

　腹腔内化学療法は，腹膜転移症例を対象とした第Ⅲ相臨床試験では，残念ながら主要評価項目である1年生存率ではコントロール群との間に優位な差を認めることができなかったが，3年生存率では両群間に優位な差が証明された[7]。

　このように胃がん腹膜転移に対して有用な治療モダリティと考えられる腹腔内化学療法は，基礎的実験によりその効果発現の理論的根拠が積み重ねられ，また臨床データでもその有効性が示された。今後臨床の現場において解決すべき重要な課題は，根治的手術がなされた進行胃がん症例に対する予防的腹腔内化学療法の効果を検証することである。

　そこで，腹腔内化学療法により腹膜転移再発を防ぐことができるのかを検討するために，腹膜転移がなく，洗浄細胞診によりがん細胞の存在が認められなくとも術後腹膜転移の高危険群である漿膜浸潤陽性胃がん症例を対象に，周術期にパクリタキセル腹腔内化学療法を行う第Ⅱ相臨床試験を計画した。腹膜転移再発の高危険群に対して，術前に腹腔内化学療法を施行することにより，腹腔内に存在する微少ながん細胞に抗

がん剤を直接作用させて死滅させ，また，術後に腹腔内化学療法を施行することにより，術中操作により腹腔内に撒布されたがん細胞を根絶させて腹膜転移再発を予防することを目標としている。我々のグループではD2リンパ節郭清を伴う胃切除術後のパクリタキセル腹腔内投与の安全性については，パクリタキセルの薬物動態は手術の有無にかかわらずほぼ同等であり，毒性も認容範囲内であることを確認済みである[8]。

プロトコール概要

根治切除（R0）は可能であるが画像診断で漿膜浸潤が疑われる胃がん症例に対して診断的腹腔鏡検査を行い，腹膜転移がなく，腹腔洗浄細胞診でがん細胞を認めず，かつ明らかな漿膜浸潤が認められることを確認する。この症例に対して術前補助化学療法として21日を1コースとし，TS-1は基準量（80mg/m^2）を14日間内服し，7日間休薬する。パクリタキセルは第1, 8日目に50mg/m^{2}を経静脈投与，20mg/m^{2}を腹腔内投与する。3コース施行後42日以内に手術を施行する。手術は定型手術とする。リンパ節郭清はD2以上のリンパ節郭清を行う。再建法は規定しない。術後補助化学療法として術後14 PODを目安に，21日を1コースとしパクリタキセルを第1, 8日目に50mg/m^{2}経静脈投与，20mg/m^{2}腹腔内投与を3コース施行する（図1）。

主要評価項目を治療完遂率とし，2019年1月31日に試験を終了した。

試験結果の概要

詳細な試験結果は現在解析中であるが，51例の登録症例の中でプロトコール治療を完遂した症例は41例であった。したがって治療完遂率は80.4% 95% CI; 66.9-90.2% p=0.0016であり主要評価項目を達成した。

その他のデータの一部は2018年のAmerican Society of Clinical Oncology（ASCO　https://ascopubs.org/doi/abs/10.1200/JCO.2018.36.15_suppl.4033.）他で発表した。

参考文献

1) Sasako M, Sakuramoto S, Katai H, et al: Five-year outcomes of a randomized phase III trial comparing adjuvant chemotherapy with S-1 versus surgery alone in stage II or III gastric cancer. Journal of clinical oncology : official journal of the American Society of Clinical Oncology 2011;29:4387-93.
2) Maehara Y, Hasuda S, Koga T, Tokunaga E, Kakeji Y, Sugimachi K. Postoperative outcome and sites of recurrence in patients following curative resection of gastric cancer. The British journal of surgery 2000;87:353-7.
3) Imano M, Yasuda A, Itoh T, et al: Phase II study of single intraperitoneal chemotherapy followed by systemic chemotherapy for gastric cancer with peritoneal metastasis. Journal of gastrointestinal surgery : official journal of the Society for Surgery of the Alimentary Tract 2012;16:2190-6.
4) Yamaguchi H, Kitayama J, Ishigami H, Emoto S, Yamashita H, Watanabe T. A phase 2 trial of intravenous and intraperitoneal paclitaxel combined with S-1 for treatment of gastric cancer with macroscopic peritoneal metastasis. Cancer 2013;119:3354-8.
5) Imano M, Peng YF, Itoh T, et al: A preliminary study of single intraperitoneal administration of paclitaxel followed by sequential systemic chemotherapy with S-1 plus paclitaxel for advanced gastric cancer with peritoneal metastasis. Anticancer research 2012;32:4071-5.
6) Imano M, Itoh T, Satou T, et al: Establishment of a novel model of peritoneal carcinomatosis of the peritoneal extension type. Anticancer research 2013;33:1439-46.
7) Ishigami H, Fujiwara Y, Fukushima R, et al: Phase III Trial Comparing Intraperitoneal and Intravenous Paclitaxel Plus S-1 Versus Cisplatin Plus S-1 in Patients With Gastric Cancer With Peritoneal Metastasis: PHOENIX-GC Trial. Journal of clinical oncology : official journal of the American Society of Clinical Oncology 2018;36:1922-9.
8) Imano M, Imamoto H, Itoh T, et al: Safety of intraperitoneal administration of paclitaxel after gastrectomy with en-bloc D2 lymph node dissection. Journal of surgical oncology 2012;105:43-7.

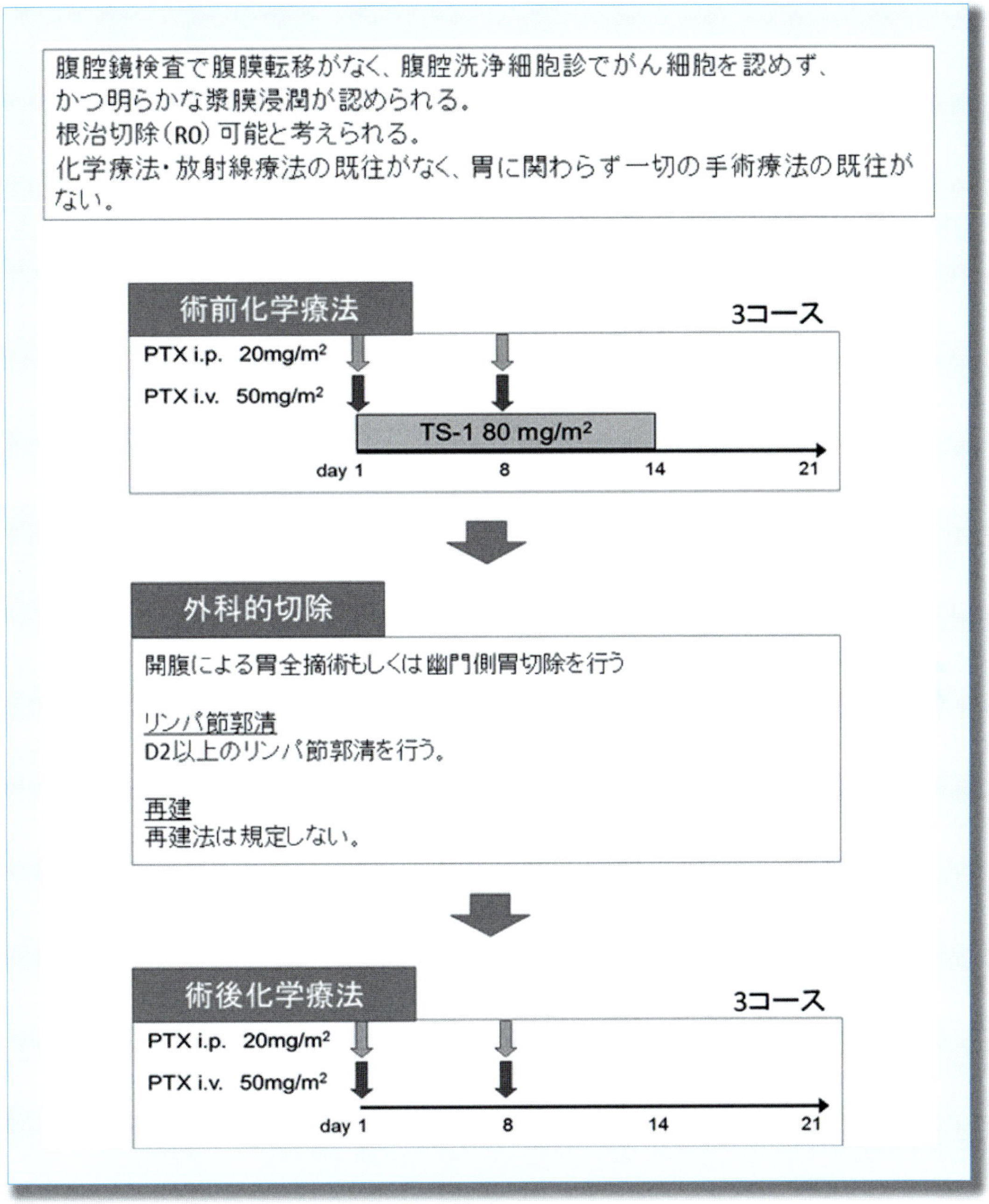

腹腔鏡検査で腹膜転移がなく、腹腔洗浄細胞診でがん細胞を認めず、かつ明らかな漿膜浸潤が認められる。
根治切除（R0）可能と考えられる。
化学療法・放射線療法の既往がなく、胃に関わらず一切の手術療法の既往がない。

術前化学療法　3コース
- PTX i.p.　20mg/m²
- PTX i.v.　50mg/m²
- TS-1 80 mg/m²
day 1　8　14　21

↓

外科的切除
開腹による胃全摘術もしくは幽門側胃切除を行う

リンパ節郭清
D2以上のリンパ節郭清を行う。

再建
再建法は規定しない。

↓

術後化学療法　3コース
- PTX i.p.　20mg/m²
- PTX i.v.　50mg/m²
day 1　8　14　21

図1　治療シェーマ

NKT細胞を用いた免疫療法 肺がん (B22)

国立病院機構名古屋医療センター がん総合診療部長 坂 英雄

肺がん手術切除後の治療

肺がんはがん死亡の第1位であり，年間7万人以上が亡くなっている。早期肺がんの標準治療は外科手術による切除であるが，病理病期II期およびIII期の患者では，完全切除が行われても予後は不良である。標準的手術後の再発は多くの場合，遠隔転移であり，微小転移病巣の制御のため，進行患者で用いられる治療レジメンが術後補助化学療法でも用いられることが多い。

手術後化学療法で，4,584症例のデータに基づくメタ解析が行われ（Lung Adjuvant Cisplatin Evaluation (LACE)）[1]，手術後無治療群に比して化学療法群がdisease free survival (DFS) および overall surival (OS) を統計学的に有意に延長させることが報告されている（DFS：HR 0.84, 95% CI 0.78〜0.91, p<0.001, OS：HR 0.89, 95% CI 0.82〜0.96, p=0.005）。また，術後補助化学療法群が無治療群に比して5年生存率で，5.4%の改善を認めている。現在，ペメトレキセド，免疫チェックポイント阻害薬などで，術後補助化学療法としての有効性の検討が，比較試験で行われているが，現時点での標準的レジメンはシスプラチン＋ビノレルビンと考えられている。

NKT細胞の抗腫瘍効果

NKT細胞は細胞表面にT細胞レセプター（TCR）とNK細胞レセプター（NKR）をともに発現しているユニークな細胞である[2]。NKT細胞のTCRは，極めて限定されたα鎖（ヒトではVα24Jα18）およびβ鎖（ヒトではVβ11）から構成されており，認識する分子もMHCクラスI類似の抗原提示分子であるCD1d分子であることが明らかにされている。NKT細胞はCD1dに提示された糖脂質の1つでα-Galactosylceramide（αGalCer）を認識することで特異的に活性化し，迅速に大量のIFN-γとIL-4を産生すると同時にパーフォリン／グランザイムBを介した強力な細胞傷害活性を発揮する[3,4]。直接的な抗腫瘍効果のみならず，NKT細胞はNK細胞やCD8+T細胞といった他のエフェクター細胞の傷害活性や樹状細胞に対して調節的役割を果たしている点でユニークな細胞である。

先行臨床研究

千葉大学で行われた，進行・再発非小細胞肺がんに対するPhase I-II試験で期待できる成績が得られた[5,6]ため，国立病院機構では，II-IIIA期非小細胞肺がん完全切除患者を対象としたαGalCer-pulsed樹状細胞療法のランダム化第II相試験を行うこととした。

治療の概要

非小細胞肺がん完全切除例で，病理病期II-IIIA期，シスプラチン＋ビノレルビンによる術後補助療法後の患者において，αGalCer-pulsed樹状細胞投与の有用性について非投与群との比較で検討する（図1）。本試験は，先進医療B制度の下実施している。ランダム割り付けに際しては，施設，PS，stage（stage II vs. stage III）で大きな偏りが生じないように，これらを調整因子とする動的最小化法を用いた。

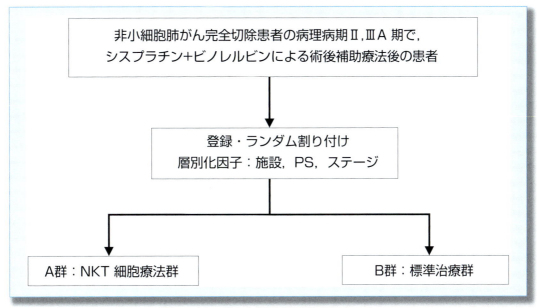

図1　ランダム化第Ⅱ相試験のスキーム

主要なエンドポイントは，無再発生存期間（PFS）で，副次的なエンドポイントは，NKT細胞特異的免疫反応，有害事象と安全性の評価，全生存期間とした。

対象

1）組織学的に非小細胞肺がんと確認されていること，2）肺門・縦隔リンパ節郭清と肺葉以上の切除が行われていること，3）病理病期がⅡA，ⅡB，ⅢA期であること，4）20歳以上，75歳未満であること，5）登録時に再発を認めないこと，6）ECOG PSが0-1であること，7）シスプラチン（total 200 mg/m² 以上），ビノレルビン（total 100 mg/m² 以上）の2剤併用補助化学療法（3～4サイクル）が施行され，最終投与後4週以降かつ16週以内であること，8）主要臓器（骨髄，肝，腎等）の機能が充分に保持されており，一定の基準を満たすこと，9）末梢血にNKT細胞数が10個/mL以上存在すること，10）説明と同意が文書で行われていること，などを選択条件とした。

症例数と研究期間

各群28例，計56例，登録期間5年，観察期間2年。

プロトコル治療

A群に割り付けられた患者に対して，αGalCer-pulsed樹状細胞の静脈内投与を行う。

(1) 投与細胞

樹状細胞：成分採血にて末梢血単核球を採取し，GM-CSFとIL-2存在下に培養する。投与前日に，αGalCerを加えて培養しαGalCer-pulsed樹状細胞（DC）とし，静脈内投与する。

(2) 投与スケジュール：1サイクル目の成分採血日をday 0として，day 7とday 14に樹状細胞投与を行う（DC#1, DC#2）。day 42に2サイクル目の成分採血を行い，day 49, day 56に樹状細胞投与を行う。（DC#3, DC#4）

(3) 投与方法：樹状細胞を25%ヒトアルブミン10

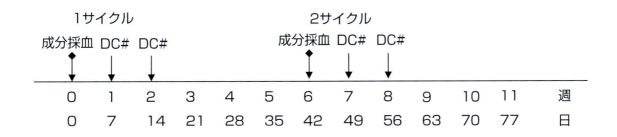

mL添加生理食塩水100 mLに浮遊させ，点滴静注で30分かけて投与する。投与開始から5分間は緩徐に投与を行い，有害事象の発生を認めなければ，200 mL/hourで投与を行う。

試験の進捗

国立病院機構の15施設から患者登録を行い，国立病院機構名古屋医療センターと，国立病院機構九州がんセンターの細胞治療施設でNKT細胞療法を実施した。2013年3月から2018年5月までに56例の登録を完了し，現在経過観察中である。なお，中間解析は実施していない。

安全性

強皮症が1例報告されたが，NKT療法との因果関係の有無は不明である。他に，重篤な有害事象は報告されていない。

文献

1) Pignon JP, Tribodet H, Scagliotti GV, et al. Lung adjuvant cisplatin evaluation: a pooled anlysisby the LACE collaborative group. J Clin Oncol 2008;26:3552-9.
2) Taniguchi M, Harada M, et al. The regulatory role of Vα14 NKT cells in innate and acquired immune response. Annu Rev Immunol 2003;21:483-513.
3) Kawano T, Cui J, et al. CD1d-restricted and TCR-mediated activation of Vα14 NKT cells by glycosylceramides. Science 1997;278:1626-9.
4) Kawano T, Cui J, et al. Natural killer-like nonspecific tumor cell lysis mediated by specific ligand-activated Vα14 NKT cells. Proc Natl Acad Sci USA 1998;95:5690-3.
5) Ishikawa A, Motohashi S, et al. A phase I study of α-galactosylceramide（KRN7000）-pulsed dendritic cells in patients with advanced and recurrent non-small cell lung cancer. Clin Cancer Res 2005;11:1910-7.
6) Motohashi S, Nagato K, et al. A phase I-II study of α-galactosylceramide-pulsed IL-2/GM-CSF-cultured peripheral blood mononuclear cells in patients with advanced and recurrent non-small cell lung cancer. J Immunol 2009;182:2492-501.

がん先進医療の最前線

11 腹膜偽粘液腫に対する完全減量切除術における術中マイトマイシンC腹腔内投与および術後フルオロウラシル腹腔内投与の併用療法（B24）

Consultant Surgeon, University Hospital Southampton, UK　矢野　秀朗
国立国際医療研究センター病院　外科医員　合田　良政
国立国際医療研究センター　理事長　國土　典宏

先進医療技術の背景

腹膜偽粘液腫（pseudomyxoma peritonei，以下PMP）は主に虫垂の粘液産生腫瘍（低異型度癌）が破裂して腹腔内に多量の粘液を貯留した病態をいう。多くのPMPが血行性転移やリンパ行性転移をきたさないことから，従来，良性疾患と考えられていたが，本疾患は時間とともに進行してさまざまな症状を有するようになり，やがて致死的となる。

PMPに対して，従来姑息的な減量手術を繰り返す治療が行われ，5年生存率34〜67％，10年生存率21〜32％と長期予後は不良であった[1,2]。近年欧米において腹膜切除を加えた完全減量切除と周術期腹腔内化学療法を併用するアプローチにより5年生存率52〜96％，10年生存率74〜76％と長期の生存が示されている[3〜5]。

しかしながら，本邦においては体系だった診断治療が行われておらず，まとまったデータが存在しないため，少なからぬ患者が欧米で標準とされる治療を受けられない状態にあり，多くはBest Supportive Care

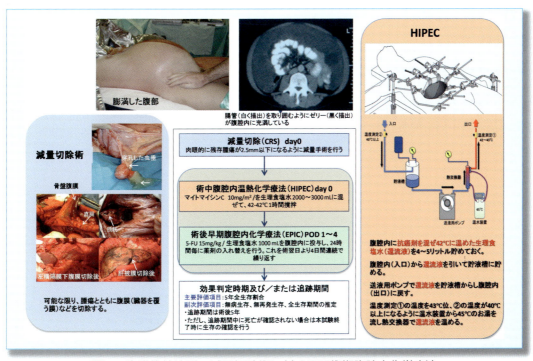

図1　腹膜偽粘液腫の減量切除術に対する周術期腹腔内化学療法

となる。本研究を先進医療として世界初の前向き試験を行い完全減量切除と周術期腹腔内化学療法の安全性と有効性を検討することにより、本邦におけるPMPの診断治療体系を確立できれば、将来的な保険診療につながり、将来的に多くのPMP患者に対してより有効な治療法を提供することが可能となる。

プロトコールの概要

臨床的にPMPと診断され、腹膜以外の遠隔転移を有さず、放射線治療未施行、Performance Statusが0〜1、かつ年齢が20〜80歳の患者を対象に、完全減量切除（右壁側腹膜切除、右半結腸切除、左壁側腹膜切除、骨盤腹膜切除、低位前方切除、子宮・付属品切除、右横隔膜下腹膜切除、肝被膜切除、胆摘、左横隔膜下腹膜切除、大網切除、脾摘、小網切除、胃切除等の組み合わせ）を行う。残存病変の大きさが2.5mm以下となった場合を完全減量切除とする。完全減量切除が達成できた症例に、MMC $10mg/m^2$ を 2000〜3000 mL の 41〜42℃の温生食に溶解し、高温を維持したまま1時間腹腔内に還流させた（術中腹腔内温熱化学療法）後に閉腹。術翌日より4日間、腹腔内に 5-FU 15 mg/kg を腹腔内に投与する（術後早期腹腔内化学療法）。5年間経過観察を行い、5年生存割合を主要エンドポイントとし、その他、無再発生存期間、無病生存期間を推定する。安全性はプロトコール治療終了後30日後まで有害事象の収集を行い、CTCAE v4.0に従ってGrade判定を行う。

進捗状況（中間解析結果など）

2014年11月の開始から3年9カ月で75例の登録が終了。完全減量切除＋周術期腹腔内化学療法施行例は55例、完全減量切除＋術中腹腔内温熱化学療法施行例は7例（術後早期腹腔内化学療法は非施行）、姑息的減量切除例は11例、試験開腹1例、手術中止1例である。

現在、全症例について経過観察中で、腫瘍学的成績はまだ出ていない。中間解析は登録開始25例目が5年の観察期間を終了した時点で行うこととなっており、2020年10月を予定している。最終解析は最終登録から5年経過後の2022年2月15日以降に行う。

安全性については、減量切除術と周術期腹腔内化学療法施行例62例（術中腹腔内温熱化学療法のみ施行例7例含む）のうち、CTCAE v4.0におけるGrade 4に該当するものをほぼ7割に認めたが、ほとんどは周術期化学療法でなく手術に起因すると考えられる臨床検査結果異常（トランスアミナーゼ上昇など）であり実臨床上大きな問題となるものではなかった。周術期死亡例は認めなかった。

参考文献

1) Gough DB, Donohue JH, Schutt AJet al. Pseudomyxoma peritonei. Long-term patient survival with an aggressive regional approach, Ann Surg. 1994; 219(2): 112-9.
2) Järvinen P, Järvinen HJ, Lepistö A. Survival of patients with pseudomyxoma peritonei treated by serial debulking. Colorecal Dis. 2010; 12(9): 868-72.
3) Sugarbaker PH. New standard of care for appendiceal epithelial neoplasmas and pseudomyxoma peritonei syndrome. Lancet Oncol. 2006; 7: 69-76.
4) Yan TD, Links M. Xu ZYet al. Cytoreductive surgery and perioperative intraperitoneal chemotherapy for pseudomyxoma peritonei from appendiceal mucinous neoplasms.Br J Surg 2006; 93: 1270-6.
5) Youssef H. Newman C, Chandrakumaran K et al.Operative findings, early complications, and long-term survival in 456 patients with pseudomyxoma peritonei syndrome of apppendiceal origin. Dis Colon Rectum. 2011; 54(3): 293-9.

がん先進医療の最前線

12 C-11標識メチオニンを用いたポジトロン断層撮影による再発の診断（B25）

北海道大学医学研究院　核医学　診療教授　志賀　哲
京都府立医科大学大学院医学系研究科　放射線医学　特任教授　玉木　長良

はじめに

C-11標識メチオニン（MET）を用いたPET検査はアミノ酸代謝および蛋白質合成を画像化する検査手法で、特に脳腫瘍の診断評価に役立つ。ただC-11は物理的半減期20分の超短半減期核種のため、サイクロトロンとPET薬剤製造設備を有する独自の限られた施設での限られた症例での成績しかなかった。

プロトコールの概要

そこで、北海道大学・大阪大学はMET-PETの有用性が特に高いと考えた脳腫瘍放射線治療後の再発の検出の薬事承認に向けた取り組みを先進医療Bを通じて行うこととした。プロトコールの詳細を図1に示す。また、2018年からは福島県立医科大学が参加している。以下に先行研究から得られた所見の要約と

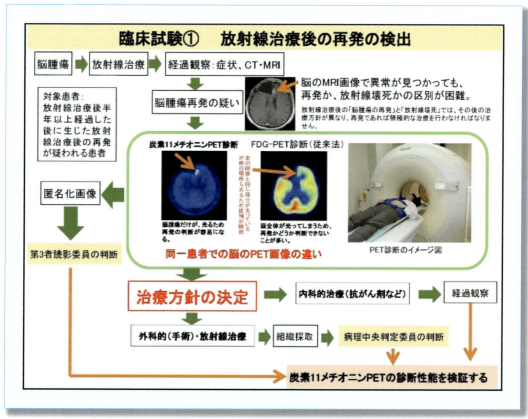

図1　炭素11メチオニンPETによる脳腫瘍の再発診断研究のプロトコール

研究の目的を示す。

脳腫瘍に対して放射線化学療法が行われるが，その後の再発の判定は，その後の治療や生命予後を見る上で極めて重要である。その目的で MRI 検査が施行されるが，従来の方法では放射線壊死と再発との鑑別が困難なことが多い。Dooms らの 55 例の患者を用いた研究でも再発と放射線壊死の鑑別の信頼性は乏しいと報告しており[1]，最近の研究においても Stockham らは 51 例の症例にて従来の MRI 撮像では再発と放射線壊死の鑑別の信頼性は乏しいと報告している[2]。一方炭素 11 標識メチオニンによる PET 診断は，脳腫瘍の放射線治療後の放射線壊死と再発の鑑別診断に多くの論文で有用であることが報告されている[3-9]。放射線壊死と再発の鑑別については，感度 75 - 93 %，特異度 72.7 - 100 % と高い値を示している。判定方法は，視覚的判定[9]，腫瘍内の SUV（Standardized Uptake Value）の最大値を測定する方法[3,6]，病変と対側正常皮質とのカウントの平均値の比 [3-6] および対側正常皮質の最大値の比[7]を測定するなど多くの報告があるが，SUV そのものよりも対側健常皮質との平均値の比が，鑑別能が高いと報告されている[3~5]。また，フッ素 18 標識 FDG-PET 診断と直接比較した研究では放射線治療後再発の感度はフッ素 18 標識 FDG-PET 診断で 57 %，炭素 11 標識メチオニンによる PET 診断で 93 % と報告されている[9]。

そこで本研究の目的は，メチオニン専用合成装置（C-MET100）を用いて合成した MET-PET 診断が FDG-PET 診断と比較し，再発を感度良く診断できるのかおよび安全であるかにつき検討することである。

おわりに

なお症例のエントリーは終わり解析の最終段階に入っている。早期の薬事承認を目指し総括報告書の完成を急いでいる。

文献：

1) Dooms GC, Hecht S, Brant-Zawadzki M, Berthiaume Y, Norman D, Newton TH (1986) Brain radiation lesions: MR imaging. Radiology 158:149–155
2) Stockham AL, Tievsky AL, Koyfman SA, Reddy CA, Suh JH, Vogelbaum MA, Barnett GH, Chao ST. Conventional MRI does not reliably distinguish radiation necrosis from tumor recurrence after stereotactic radiosurgery. J Neurooncol. 2012 Aug;109(1):149-58.
3) Okamoto S, Shiga T, Hattori N, Kubo N, Takei T, Katoh N, Sawamura Y, Nishijima K, Kuge Y, Tamaki N: Semiquantitative analysis of C-11 methionine PET may distinguish brain tumor recurrence from radiation necrosis even in small lesions.. Ann Nucl Med 25:213-220,2011
4) Tsuyuguchi N, Sunada I, Iwai Y, Yamanaka K, Tanaka K, Takami T, Otsuka Y, Sakamoto S, Ohata K, Goto T, Hara M: Methionine positron emission tomography of recurrent metastatic brain tumor and radiation necrosis after stereotactic radiosurgery: is a differential diagnosis possible?. J Neurosurg 98:1056-1064,2003
5) Terakawa Y, Tsuyuguchi N, Iwai Y, Yamanaka K, Higashiyama S, Takami T, Ohata K: Diagnostic accuracy of 11C-methionine PET for differentiation of recurrent brain tumors from radiation necrosis after radiotherapy.. J Nucl Med 49:694-699,2008
6) Nakajima T, Kumabe T, Kanamori M, Saito R, Tashiro M, Watanabe M, Tominaga T: Differential diagnosis between radiation necrosis and glioma progression using sequential proton magnetic resonance spectroscopy and methionine positron emission tomography.. Neurol Med Chir（Tokyo）49:394-401,2009
7) Kim YH, Oh SW, Lim YJ, Park CK, Lee SH, Kang KW, Jung HW, Chang KH: Differentiating radiation necrosis from tumor recurrence in high-grade gliomas: assessing the efficacy of 18F-FDG PET, 11C-methionine PET and perfusion MRI.. Clin Neurol Neurosurg 112:758-765,2010
8) Yamane T, Sakamoto S, Senda M: Clinical impact of (11) C-methionine PET on expected management of patients with brain neoplasm.. Eur J Nucl Med Mol Imaging 37:685-690,2010
9) Laere VK. : Direct comparison of 18F-FDG and 11C-methionine PET in suspected recurrence of glioma : sensitivity, inter-observer variability and prognostic value. Eur J Nucl Med Mol Imaging 32:39-51, 2005

がん先進医療の最前線

13 高度リンパ節転移を有するHER2陽性胃がんに対する術前トラスツズマブ併用化学療法の意義に関する臨床試験：JCOG1301C（B26）

静岡県立静岡がんセンター　胃外科　部長　**寺島　雅典**

 はじめに

　高度リンパ節転移を有する進行胃がんは根治切除が可能であっても極めて予後不良である。日本臨床腫瘍研究グループ（JCOG）では，腹腔動脈周囲に大きなリンパ節転移を有するbulkyリンパ節転移症例や，大動脈周囲リンパ節に転移を有する症例を高度リンパ節転移症例と定義し，幾つかの術前化学療法に関する臨床第Ⅱ相試験を行ってきた[1,2]。中でも術前cisplatin＋S-1（CS）療法の有効性を検討したJCOG0405試験では3年生存率58％と優れた成績が得られ[1]，現在胃がん治療ガイドラインでも標準的な治療として推奨されている。更なる治療成績の向上を目的として，CSにdocetaxelを併用するDCS療法の有効性に関して検討したが，CS療法を上回る効果は確認されなかった[2]。術前化学療法における治療成績の向上には殺細胞性の化学療法剤の併用には限界があることが示唆された。

　近年，さまざまながん腫に対して分子標的治療薬の有効性が報告されている。中でも最初に注目された薬剤が乳がんにおいてHER2を標的分子とするtrastuzumab（Tmab）である。HER2は細胞増殖因子受容体であり，乳がん領域ではHER2陽性乳がんは独立した一つの疾患群として治療開発がなされており，周術期化学療法においてもTmabの併用が推奨されている。胃がんにおいても切除不能・再発例でHER2陽性例に対するTmabの上乗せ延命効果が証明され，切除不能・再発胃がんに対する適応拡大が承認された[3]。しかしながら，これまで術前Tmab併用療法に関する報告は，少数例の単群の第Ⅱ相試験の結果が海外から報告されているのみで，比較試験や第Ⅲ相試験の報告はなされていない。胃がんに対する手術成績は日本と欧米では著しく異なっているため，周術期治療の開発は日本独自で行うべきであると考えられる。

 研究デザイン

　本研究は，高度リンパ節転移を有するHER2陽性胃がんを対象として，術前化学療法としてのCS＋Tmab併用療法の安全性と有効性を評価することを目的として実施するランダム化第Ⅱ相試験である。HER2陽性胃がんは全胃がんの12-15％程度とその頻度が高くないため，本研究はランダム化第Ⅱ相試験として行うこととした。その結果によって，Tmabの上乗せ効果が有望であるが確定的でない場合には続いて第Ⅲ相試験を行い，上乗せ効果が極めて高ければそのまま公知申請につなげる予定である。

　対象は，高度リンパ節転移（A：cT2以深（浸潤が粘膜下組織を超える）かつ短径15mm以上の所属リンパ節転移，もしくは，B：bulkyリンパ節転移※または大動脈周囲リンパ節（No.16a2/b1）転移）を有する根治切除可能なHER2陽性胃がんである。

　適格例を，術前化学療法（CS）群，術前化学療法＋Tmab（CS＋Tmab）群にランダム割付する。術前治療終了後，Aに対してはD2郭清を，Bに対してはD2＋大動脈周囲リンパ節郭清を伴う胃切除術を施行する。術後補助化学療法としてS-1を1年間内服する（図1）。

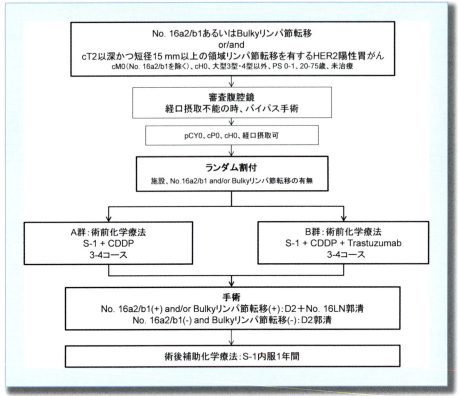

図1　研究の概要

primary endpoint は全生存期間, secondary endpoints は術前化学療法の奏効割合（RECIST v1.1），無増悪生存期間，根治切除割合，手術までの治療完遂割合，術後補助化学療法までの治療完遂割合，組織学的奏効割合，有害事象発生割合，重篤な有害事象発生割合とする。

必要適格例数は，CS 群の3年生存割合を70%と仮定，CS+Tmab 群で10%の上乗せ効果を期待，$α=0.2$（片側），検出力75%とするランダム化スクリーニングデザインとして1群あたり63例となる。若干の不適格例や追跡不能例をみこみ，片群65例，両群130例とした。登録期間は3年，追跡期間は登録終了後5年とする。主たる解析は登録終了3年後に行う。

本研究は JCOG 胃がんグループの試験として実施中である（UMIN000016920）。Tmab は企業（中外製薬株式会社）から無償提供を受け，先進医療 B に申請している。平成26年4月にプロトコールが完成し，平成26年8月に先進医療 B に申請し，平成26年12月に承認が得られた。その後，先進医療申請文書の一部に誤りが認められたため，平成27年8月に登録を一時中止し，変更申請を行った。平成27年11月に変更申請の承認が得られ，平成31年04月現在，49施設で先進医療の承認が得られ，27例が登録されている。2017年12月のプロトコール改訂にて，症例登録期間を2021年3月まで3年間延長したが，今後登録を推進する目的で適格基準の変更などに関してプロトコール改訂を予定している。

また，本研究では附随研究として Tmab の効果予測因子並びに治療抵抗性因子を解析する予定である。検体の収集は JCOG-バイオバンクジャパン（BBJ）連携バイオバンクを利用し，治療前の血液，並びに治療前生検標本，手術時採取標本のホルマリン固定パラフィン固定標本を収集し，target sequence 法により遺伝子解析を行う予定である。

また，欧州の（European Organisation for Research and Treatment of Cancer; EORTC）でも同様な研究（INNOVATION 試験）が進捗しており，本研究終了後に INNOVATION 試験との統合解析を行う事で合意が得られている。さらに，HER2 発現や，組織学的効果判定に関する共同研究を予定しており，web を利用した病理中央判定システムを確立している。

おわりに

本研究は HER2 陽性胃がんに対する周術期化学療

法において分子標的治療薬の安全性，有効性を評価する本邦で初めての臨床試験である．本研究はHER2陽性胃がんに対する新たな治療戦略を確立するばかりでなく，今後のわが国における胃がんに対する周術期の分子標的薬併用療法の治療開発におけるモデルになるものと考えられる．

文献

1) Tsuburaya A, Mizusawa J, Tanaka Y, et al: Neoadjuvant chemotherapy with S-1 and cisplatin followed by D2 gastrectomy with para-aortic lymph node dissection for gastric cancer with extensive lymph node metastasis. Br J Surg. 2014; 101:653-60.
2) Ito S, Sano T, Mizusawa J, et al: A phase II study of preoperative chemotherapy with docetaxel, cisplatin, and S-1 followed by gastrectomy with D2 plus para-aortic lymph node dissection for gastric cancer with extensive lymph node metastasis: JCOG1002. Gastric Cancer. 2017; 20:322-331.
3) Bang YJ, Van Cutsem E, Feyereislova A et al: Trastuzumab in combination with chemotherapy versus chemotherapy alone for treatment of HER2-positive advanced gastric or gastro-oesophageal junction cancer（ToGA）: a phase 3, open-label, randomised controlled trial. Lancet 2010; 376: 687-697.

がん先進医療の最前線

14 周術期カルペリチド静脈内投与による再発抑制療法
非小細胞肺がん（B29）

国立循環器病研究センター　理事長特任補佐　山本　晴子
大阪大学大学院医学系研究科　呼吸器外科学　教授　新谷　康

先進医療技術の背景

　最新のがん統計によれば，本邦における新規肺がん患者数は年間10万人を超え，男性では肺がんが悪性腫瘍死の第1位，女性では第2位で[1]，肺がんによる死亡数は当面は増加し続けると考えられる。非小細胞肺がんは，遠隔転移がなく，切除不能なリンパ節転移がなければ，外科的切除が最も確実性が高い治療法とされるが，根治手術を施行できたとしても約半数以上に術後再発を認める。切除された肺がんの術後再発では圧倒的に遠隔転移が多いことは，よく知られた事実である。

　近年，がん組織から血中に漏れ出した腫瘍細胞である血中循環腫瘍細胞（circulating tumor cell: CTC）が遠隔転移に関与していると考えられるようになり，肺がん根治術中に血中に流出したCTCが測定された患者で再発が多いとの報告もある[2]。

　心房性ナトリウム利尿ペプチド（ANP；Atrial Natriuretic Peptide）は1984年本邦の寒川，松尾によって単離同定された心臓ホルモンであり，ヒトの循環血液中にはhANPとして存在し，グアニル酸シクラーゼA（GC-A）受容体に結合し，さまざまな生理活性を発揮することが明らかとなっている。1995年にわが国で開発された遺伝子組み換え法によるhANP製剤は心不全治療薬カルペリチドとして臨床応用された。

　「非小細胞肺がん手術適応症例に対する周術期hANP投与の多施設共同ランダム化第Ⅱ相比較試験（JANP Study）」は，肺がん手術後の心疾患発生を抑制する目的でカルペリチドを投与したランダム化比較試験の事後解析でカルペリチド投与群が非投与群に比べて術後再発が少なかったことに気づき，また，基礎的検討よりカルペリチドが血管内皮細胞のGC-A受容体を介してがん細胞のヒト肺動脈血管内皮細胞への接着・浸潤を抑制することで転移を抑制するメカニズムを見出した[3]ことから，肺がん手術患者におけるカルペリチドの抗転移効果を検討する目的で計画された。

研究計画の概要と進捗状況

　JANP Studyの研究スケジュールを図1に，選択除外基準を表1に，それぞれ記載した。主要評価項目は術後2年無再発生存期間で，有効性の副次評価項目として，1）術後5年無再発生存期間，2）全生存期間，3）治療完遂割合，安全性の評価項目として，術後合併症発生率をそれぞれ設定している。目標症例数はカルペリチド投与群と対照群をそれぞれ250例，合計500例と設定した。

　先進医療Bに選定後，全国で10施設が参加し，2015年9月より患者登録を開始した。当初，順調に登録が進んだが，カルペリチド投与群で脳梗塞が4例に発生したため，2016年7月と2017年4月にそれぞれ患者登録を中断し，独立安全性モニタリング委員会で検討した。その結果，左上葉切除など術式に伴う合併症である可能性が高いと考察された。独立安全性モニタリング委員会の勧告に従い計画書の改訂や参加施設に脳梗塞予防策と発現時の対応方法（発症数時間以内の血管内治療実施など）を周知する等の対応を行っ

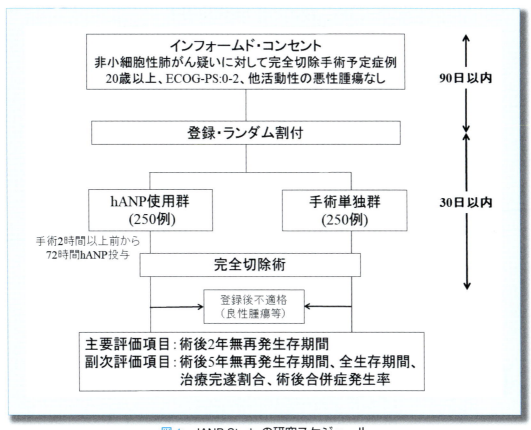

図1　JANP Study の研究スケジュール

たものの，患者集積計画に相当な遅れが生じたこと，同様の症例群を対象とした全国規模の臨床試験が開始されたこと，また，当初20％程度と予想していた解析除外例が5％以下に留まっていることなどから，現実的な選択として335例で患者登録を終了し，現在手術後の観察を継続中である．統計的には330例以上であれば検出力は85％以上を確保できると考えられるため，試験を完遂することで一定の信頼性のある結果を得られるのではないかと考えている．

ANPに関する新知見

昨年，がんの免疫療法で惹起されるサイトカイン放出症候群に対して，ANPが治療効果を妨げることなくサイトカインの放出を抑制し抗炎症作用を示したという報告がNatureに掲載された[4]．この研究者がどのようにしてANP（海外での承認・販売なし）にたどり着いたかは定かではないが，内因性の血管作動物質ががん治療に応用される可能性を示す新知見である．ANPを含む内因性の血管作動物質が体内で果たしている役割はまだ不明な点も多く，その可能性は計り知れないものがある．循環器領域以外ではあまり知られていない物質だが，今後さまざまな領域で活用されることを願っている．

参考文献

1) 国立がん研究センターがん情報サービス．最新がん統計．https://ganjoho.jp/reg_stat/statistics/stat/summary.html（2019年4月2日アクセス）．
2) Sawabata N, Funaki S, Hyakutake T, Shintani Y, Fujiwara A, Okumura M. Perioperative circulating tumor cells in surgicall patients with non-small cell lung cancer: does surgicall manipulateon dislodge cancer cells thus allowing them to pass into the peripheral blood? Surg Today.2016;46:1402-1409.
3) Nojiri T, Hosoda H, Tokudome T, Miura K, Ishikane S, Otani K, et al. Atrial natriuretic peptide prevents cancer metastasis through vascular endothelial cells. Proc Natl Acad Sci USA. 2015;112:4086-4091.
4) Staedtke V, Bai R-Y, Kim K, Darvas M, Davila ML, Riggins GJ, Rothman PB, et al. Disruption of a self-amplifying catecholamine loop reduces cytokine release syndrome. Nature 2018;564:273-277.

表1　JANP Study の選択除外基準

選択基準：
1) 臨床的に非小細胞性肺癌が疑われる
2) 画像的に非浸潤癌が否定できる（5mm 以下の薄切 CT にて solid compornent の割合が腫瘍最大径の 25％以上であることが確認されている）
3) 完全切除が予定されている
4) ND2a 以上のリンパ節郭清，または選択的リンパ節郭清が行われる予定である
5) 5 年以内に他の癌腫に対する手術，化学療法，放射線照射の治療歴がなく，5 年無再発である（但し，carcinoma in situ（上皮内癌）または粘膜内癌相当の病変に対する局所治療は除く）
6) 登録時の年齢が 20 歳以上である
7) Performance Status（PS）が，0～2 である
8) 主要臓器の機能が保持され，登録前 30 日以内の血液検査の結果，以下のすべての基準を満たしている
 - 好中球 1,500/μL 以上
 - 血小板 100,000/μL 以上
 - ヘモグロビン値 8.0g/dL 以上
 - AST（GOT）/ ALT（GPT）100IU/L 以下
 - 総ビリルビン 1.5mg/dL 以下
 - SpO2（酸素吸入なし）92％以上
9) 本試験の参加に関して，患者本人から文書による同意が得られている

除外基準：
1) 活動性の重複癌（同時性重複癌及び無病期間が 5 年以内の維持性重複癌）を有する（但し局所治療により治癒と判断される上皮内癌または粘膜内癌相当の病変は活動性の重複癌に含めない）
2) 妊娠中・妊娠の可能性があるまたは授乳中の女性である
3) 精神病または精神症状を合併しており，医師が試験への参加が困難と判断する
4) ステロイド剤または免疫抑制剤の継続的な全身投与（内服または静脈内）を受けている。ただし，COPD や気管支喘息に対する吸入ステロイドは使用可とする
5) コントロール不良な活動性の感染症（ウイルス性肝炎は除く）を有する（38℃以上の発熱を認めるなど）
6) 重篤な合併症（重症のうっ血性心不全，重症の冠不全，3 ヶ月以内の心筋梗塞，腎不全，肝不全，出血性の消化性潰瘍，腸管麻痺，腸閉塞，コントロール不良な糖尿病など）を有する
7) コントロール不良な自己免疫疾患の合併症を有する
8) 右室梗塞の既往がある
9) 重篤な低血圧がある
10) 適切な治療をしても，脱水症状が持続する
11) その他，医師が本試験を安全に実施するのに不適当と判断する

がん先進医療の最前線

15 テモゾロミド用量強化療法 膠芽腫（B34）

杏林大学医学部 脳神経外科 臨床教授 **永根 基雄**

先進医療技術の背景

神経膠腫は原発性脳腫瘍の約1/4を占める脳実質性（神経上皮細胞由来）腫瘍であり[1]，最も予後不良なWHOグレードIVの膠芽腫（glioblastoma; GBM）がその半数近くを占める[2]。膠芽腫は中年層から高齢者に好発し，高い増殖能と浸潤能を有し，治療抵抗性を示す。初発膠芽腫に対する現在の標準治療は，2005年に欧米の国際共同第III相試験（EORTC26981/NCIC）で有効性が検証された術後放射線局所照射60Gy（30回分割）にテモゾロミド（temozolomide; TMZ）を連日併用投与した後，TMZの単独維持療法（5日間連日投与，28日間周期）を6〜12サイクル継続するTMZ療法（Stuppレジメン）であるが，無増悪生存期間（progression-free survival; PFS）中央値は6.9カ月，全生存期間（overall survival; OS）中央値（mOS）は14.6カ月，5年生存割合は10.1％に過ぎない[3]。すなわち，最大限の摘出を含めた十分な標準治療を行っても多くの場合再発し，一旦再発するとその後の追加治療は有効性に乏しく，mOSが5-8カ月と極めて不良である[4〜6]。また現在本邦でも承認され，再発時の標準治療薬と考えられているベバシズマブ（bevacizumab; BEV）は，6カ月PFS（6m-PFS）が16-50％と改善傾向は認められるものの，OSの延長はみられない[7〜9]。さらにBEVと他剤との併用療法もBEV単独療法を上回れず，BEV療法後の再発後は

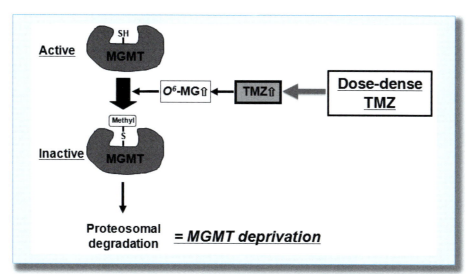

図1 MGMT depletion by dose-dense temozolomide. Since temozolomide (TMZ) induces O^6-methylguanine (O^6-MG), a major substrate for MGMT, dose intensified (dose-dense; dd) TMZ may generate a higher amount of O^6-MG, leading to MGMT consumption and sensitization of cells to TMZ.

有効な治療がない[10, 11]。

初発時の標準治療薬であるTMZの効果を規定する主因子は，TMZによる生じるメチル化DNAを修復するDNA修復酵素O^6-methylguanine- DNA methyltransferase（MGMT）であり，過半数の膠芽腫で発現している。TMZは骨髄抑制が軽度であり，TMZを再発時に増量して使用する用量強化（dose-dense）TMZ（ddTMZ）療法は，耐性の主因であるMGMTの枯渇化作用（感受性化）のみならず腫瘍血管新生阻害作用を有し，骨髄抑制が少ない特徴をもつ（図1）。実際，再発膠芽腫に対して6m-PFSが10-44%，mOSが5.4-10.6カ月とBEVに匹敵する治療効果であったことが欧米から報告されている[12〜17]。さらに初回再発時，BEV療法を行う前にddTMZ療法を行い，その後にBEVを投与することで初回再発後の生存期間の延長が期待できることが報告された（mOS 13-15カ月）[12,13]。したがって，再発膠芽腫の予後を改善するためには，初回再発時にBEVではなくddTMZ療法を行い，その後BEVを投与する逐次併用の治療法（ddTMZ-BEV療法）が新規の有望な治療法と考えられる[18]。

プロトコール概要

日本臨床腫瘍研究グループ（JCOG）脳腫瘍グループでは，初回再発および増悪膠芽腫に対して，ddTMZ療法（適応外）の再発後にBEV投与を行う逐次併用療法（ddTMZ+BEV療法）のOSにおける優越性を，標準治療であるBEV療法と比較検証するランダム化第III相試験（JCOG1308C）を，先進医療B下で2016年7月から実施している[18]。

Primary endpointはOS，secondary endpointsはPFS，6m-PFS，（完全）奏効割合，（重篤な）有害事象発生割合，BEV開始後のPFS，6m-PFS，OS等である。

主な適格規準は，1）組織学的に膠芽腫と診断されている，2）テント上に限局した膠芽腫の再発・増悪が確認されている，3）初発時，術後TMZ併用化学放射線療法と維持TMZ療法（標準量）が2コース以上行われている，4）放射線最終照射日から90日以上経過している，5）20歳以上，75歳以下，6）KPS60以上である。

登録後，A群（BEV療法）かB群（ddTMZ+BEV療法）にランダム割付し，A群ではBEV（10 mg/kg）をday 1に静注，2週間毎投与を中止規準に該当するまで継続する。B群ではddTMZ（120-150 mg/m²/day，7日間連日服用後7日間休薬）の2週間毎投与を最大48コースまで行い，再発・増悪時に二次治療としてBEV（10 mg/kg，day 1に静注）の2週間毎投与を中止規準に該当するまで継続する（図2）。

A群のmOSを8カ月と仮定し，B群のそれが3カ月上回るかどうか（HR=0.73）を検証する優越性試験デザインとし，対象が希少がんの再発例であることを考慮し，α=10%（片側），検出力70%，予定登録数146例，登録期間5年，追跡2年で実施中である。

進捗状況

本試験は先進医療B下での実施であり，JCOG脳腫瘍グループ全35施設中，研究代表施設の杏林大学医学部付属病院1施設でまずは開始された。各施設での先進医療申請および試験薬提供元の企業との契約締結作業のため，33施設が登録可能となるのに約2年を要した。また本試験の開始後に参加施設で初発時治療に非適格となる併用療法が多く実施されたことなどから，開始後2年間の登録ペースは遅延しており，適格規準の見直しと試験薬提供元企業の変更を主眼としたプロトコール改訂および改正を行った。登録期間の2021年7月までに予定登録数の完了を目指し，登録推進を図っている。

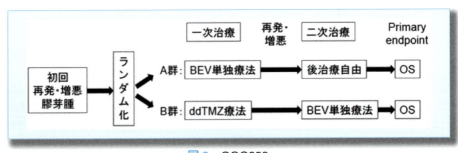

図2　GOG252

参考文献

1) The Committee of Brain Tumor Registry of Japan: Report of Brain Tumor Registry of Japan (2005-2008) 14th Edition. Neurol Med Chir (Tokyo) 57:9-102, 2017
2) Louis DN, Ohgaki H, Wiestler OD, Cavenee WK: WHO classification of tumours of the central nervous system, in Bosman FT, Jaffe ES, Lakhani SR, Ohgaki H (eds): World Health Organization Classification of Tumours (ed Revised 4th Edition). Lyon, IARC Press, 2016, pp 57-59
3) Stupp R, Mason WP, van den Bent MJ, Weller M, Fisher B, et al: Radiotherapy plus concomitant and adjuvant temozolomide for glioblastoma. N Engl J Med 352:987-996, 2005
4) Ballman KV, Buckner JC, Brown PD, Giannini C, Flynn PJ, et al: The relationship between six-month progression-free survival and 12-month overall survival end points for phase II trials in patients with glioblastoma multiforme. Neuro Oncol 9:29-38, 2007
5) Lamborn KR, Yung WK, Chang SM, Wen PY, Cloughesy TF, et al: Progression-free survival: an important end point in evaluating therapy for recurrent high-grade gliomas. Neuro Oncol 10:162-170, 2008
6) Wick W, Puduvalli VK, Chamberlain MC, van den Bent MJ, Carpentier AF, et al: Phase III study of enzastaurin compared with lomustine in the treatment of recurrent intracranial glioblastoma. J Clin Oncol 28:1168-1174, 2010
7) Friedman HS, Prados MD, Wen PY, Mikkelsen T, Schiff D, et al: Bevacizumab alone and in combination with irinotecan in recurrent glioblastoma. J Clin Oncol 27:4733-4740, 2009
8) Kreisl TN, Kim L, Moore K, Duic P, Royce C, et al: Phase II trial of single-agent bevacizumab followed by bevacizumab plus irinotecan at tumor progression in recurrent glioblastoma. J Clin Oncol 27:740-745, 2009
9) Nagane M, Nishikawa R, Narita Y, Kobayashi H, Takano S, et al: Phase II Study of Single-agent Bevacizumab in Japanese Patients with Recurrent Malignant Glioma. Jpn J Clin Oncol 42:887-895, 2012
10) Nagane M, Nishikawa R: Bevacizumab for glioblastoma-a promising drug or not? Cancers (Basel) 5:1456-1468, 2013
11) Wick W, Gorlia T, Bendszus M, Taphoorn M, Sahm F, et al: Lomustine and Bevacizumab in Progressive Glioblastoma. N Engl J Med 377:1954-1963, 2017
12) Han SJ, Rolston JD, Molinaro AM, Clarke JL, Prados MD, et al: Phase II Trial of 7days on/7 days off temozolmide for recurrent high-grade glioma. Neuro Oncol 16:1255-1262, 2014
13) Omuro A, Chan TA, Abrey LE, Khasraw M, Reiner AS, et al: Phase II trial of continuous low-dose temozolomide for patients with recurrent malignant glioma. Neuro Oncol 15:242-250, 2013
14) Perry JR, Belanger K, Mason WP, Fulton D, Kavan P, et al: Phase II trial of continuous dose-intense temozolomide in recurrent malignant glioma: RESCUE study. J Clin Oncol 28:2051-2057, 2010
15) Taal W, Segers-van Rijn JM, Kros JM, van Heuvel I, van der Rijt CC, et al: Dose dense 1 week on/1 week off temozolomide in recurrent glioma: a retrospective study. J Neurooncol 108:195-200, 2012
16) Weller M, Tabatabai G, Kastner B, Felsberg J, Steinbach JP, et al: MGMT Promoter Methylation Is a Strong Prognostic Biomarker for Benefit from Dose-Intensified Temozolomide Rechallenge in Progressive Glioblastoma: The DIRECTOR Trial. Clin Cancer Res 21:2057-2064, 2015
17) Wick A, Felsberg J, Steinbach JP, Herrlinger U, Platten M, et al: Efficacy and tolerability of temozolomide in an alternating weekly regimen in patients with recurrent glioma. J Clin Oncol 25:3357-3361, 2007
18) Nagane M: Dose-dense Temozolomide: Is It Still Promising? Neurol Med Chir (Tokyo) 55:38-49, 2015

16 FOLFIRINOX療法 胆道がん（B38）

東京大学医学部附属病院　光学医療診療部　准教授　中井　陽介
東京大学医学部附属病院　消化器内科　助教　高原　楠昊

背景

　胆道がんは世界的には比較的稀ながん種であるが，わが国では比較的罹患率が高く，部位別がん死亡の第6位を占めている。胆道がんに対する唯一の根治治療は外科的切除術であるが，切除適応外となる進行した状態で診断されることも多く，また術後再発の頻度が高いため，非外科治療による治療成績の向上が求められている。

　切除不能・術後再発胆道がんに対する標準治療はゲムシタビン＋シスプラチン併用療法である[1]。わが国ではS-1も保険適応となっており，これら3剤をkey drugとして化学療法が組み立てられてきた。近年，ゲムシタビン＋シスプラチン併用療法との比較試験により，ゲムシタビン＋S-1併用療法やゲムシタビン＋シスプラチン＋S-1併用療法が標準治療の選択肢に加わった。

　これまで胆道がんに対する化学療法は，その組織発生学的な類似性から膵がんに対する化学療法を参考にして発展してきた経緯がある。転移性膵がんに対して有効性が示されたFOLFIRINOX療法[2]で用いられる4剤のうち3剤を含む併用療法であるFOLFOX療法[3]やFOLFIRI療法[4]の胆道がんに対する有効性を示唆する報告があり，FOLFIRINOX療法は胆道がんでも期待される治療法と考えられる。

研究概要

1．目的

　切除不能・術後再発胆道がんに対するFOLFIRINOX療法の有効性および安全性を評価すること。

2．研究デザインと評価項目

・研究デザイン：多施設共同の非対照探索的臨床研究
・主要評価項目：無増悪生存期間
・副次評価項目：全生存期間，抗腫瘍効果（奏効割合・病勢制御割合），安全性

3．主な適格基準

・切除不能もしくは再発胆道がん症例。
・切除以外の前治療がない症例。
　ただし術後補助化学療法終了後6ヵ月以上経過した症例は登録可能とする。
・全身状態および主要臓器機能が保たれている症例。
・年齢20歳以上75歳未満の症例。
・画像上，RECISTによる測定可能病変を有する症例。
・同時性または異時性の重複がんのない症例。
・UGT1A1遺伝子多型のうち*6/*6，*28/*28，*6/*28でない症例。
・画像上，明らかな体液腔（胸水，腹水，心膜水）貯留がない症例。

4．治療方法

　14日を1コースとし，第1日目にオキサリプラチン，イリノテカン，レボホリナート，フルオロウラシル急速静注を，第1～3日目にフルオロウラシル持続点滴する（表1）。各コースの投与開始基準を満たさない場合は投与開始基準を満たすまで休薬し，規定に従い各薬剤を段階的に減量し（表2），安全性に問題

表1 初回投与量とスケジュール

オキサリプラチン	85 mg/m²	↓
イリノテカン	180 mg/m²	↓
レボホリナート	200 mg/m²	↓
フルオロウラシル急速投与	400 mg/m²	↓
フルオロウラシル持続投与	2,400 mg/m²	←→

1　　3　　　　　　14日

表2 減量時の投与量

投与レベル	オキサリプラチン	イリノテカン	フルオロウラシル 急速投与	フルオロウラシル 持続投与	レボホリナート 200 mg/m²
Level 0	85 mg/m²	180 mg/m²	400 mg/m²	2400 mg/m²	
Level -1	65 mg/m²	150 mg/m²	中止	1800 mg/m²	
Level -2	50 mg/m²	120 mg/m²		1200 mg/m²	
Level -3	中止	中止		中止	

がないことを確認し投与を再開する。中止基準に該当しない限り投与を繰り返す。

5. 目標症例数と研究期間

・目標症例数：35例
・研究期間：2016年2月1日～2021年7月31日（登録期間48ヵ月，観察期間18ヵ月）

6. 研究参加施設

東京大学医学部附属病院，公益財団法人がん研究会有明病院，京都大学医学部附属病院，杏林大学医学部附属病院，大阪国際がんセンター，徳島大学病院，神奈川県立がんセンター，順天堂大学医学部附属順天堂医院，国立がん研究センター中央病院，国立がん研究センター東病院

7. 患者の費用負担

本研究で用いる薬剤は，いずれも胆道がんに保険承認が得られていないため，適用外使用となる。使用薬剤のうちオキサリプラチン，イリノテカンおよびレボホリナートは株式会社ヤクルト本社との契約により無償提供される。一方，フルオロウラシルは自己負担となり，先進医療の費用として1回投与当たり約9,000円が生じる（人件費・使用機器等の違いにより，各医療機関で多少前後する）。その他の入院，外来診療に係る費用およびUGT1A1遺伝子多型検査費用は保険診療として請求される。

進捗状況

2019年4月現在，11例が登録されており，各実施医療機関にて症例登録が進行中である。

参考文献

1) Valle J, Wasan H, Palmer DH, et al. Cisplatin plus gemcitabine versus gemcitabine for biliary tract cancer. N Engl J Med 2010;362:1273-1281.
2) Conroy T, Desseigne F, Ychou M, et al. FOLFIRINOX versus gemcitabine for metastatic pancreatic cancer. N Engl J Med 2011;364:1817-1825.
3) Novarino AM, Satolli MA, Chiappino I, et al. FOLFOX-4 regimen or single-agent gemcitabine as first-line chemotherapy in advanced biliary tract cancer. Am J Clin Oncol 2013;36:466-471.
4) Moretto R, Raimondo L, De Stefano A, et al. FOLFIRI in patients with locally advanced or metastatic pancreatic or biliary tract carcinoma: a monoinstitutional experience. Anticancer Drugs 2013;24:980-985.

がん先進医療の最前線

17 内視鏡下手術用ロボットを用いた腹腔鏡下広汎子宮全摘術
子宮頸がん (B39)

東京医科大学病院　産科・婦人科　特任教授　井坂　惠一

先進医療技術の背景

　根治的広汎子宮全摘出術は，比較的早期の子宮頸がんに対する最も一般的な治療法であるが，手術的には他の開腹手術に比べて出血量が多く，また侵襲性の高い術式である。1990年初頭に腹腔鏡下手術の当該術式への適応が模索され，開腹手術に比し出血量が少ないこと，術後疼痛が軽微であることなど多くの利点が提唱されてきたが，2次元視野での難度の高い術式であるため一般に普及するには至らなかった。手術支援ロボットであるda Vinciは3次元視野下での手術操作を可能とするとともに手術野に挿入された鉗子の先端部が広い自由度を保持した関節機能を有することより小骨盤腔という極めて狭小な手術野での鉗子先端部の自由な可動域を得ることが可能となった。さらに，低侵襲性という従来の腹腔鏡下手術の最大の利点を兼ね備えた画期的手術手技となり得ることが明らかとなってきた。加えるに10倍の拡大視野下での手術操作により，尿管，神経，血管等の確認を容易とし，確実な尿管の剥離，神経の温存，血管の処理を可能にす

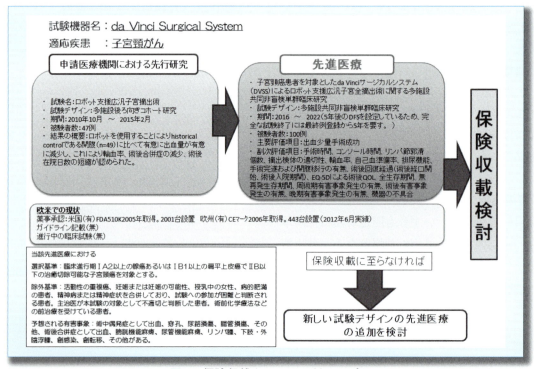

図1　保険収載までのロードマップ

るなど従来の開腹手術では期待できなかった多くの利点が得られるものと期待される。

ロボット支援手術では開腹手術に比し，出血量の減少，入院期間の短縮などの利点がある。また従来の腹腔鏡下手術に比し手技の習得が格段に容易であるため習熟期間が短く，導入期であっても良好な手術成績（出血量減少，入院期間短縮）が残せることが利点として報告されている。良好な手術成績と併せ，導入期の患者側のデメリットを大幅に軽減できることが従来の腹腔鏡下手術との大きな相違点の一つである。また早期子宮がんに対する術後QOLに関しては欧米では非常に良好な成績が報告されおり，今後早期子宮がんに対する低侵襲性手術が普及する上で期待が持てる。

通常であれば，未承認薬や適応外薬を用いた臨床試験が先進医療Bとなるが，ロボットを用いた手術は薬事法で承認を得ているにもかかわらず，本研究の開始当時は普及の面からその使用に関して充分なエビデンスが得られていないことから先進医療Bとなった経緯がある。本臨床試験の保険収載までのロードマップを図1に示す。

プロトコールの概要

本臨床試験の目的は，根治手術可能な子宮頸がん患者を対象として，da Vinci surgical system（DVSS）を用いたロボット支援広汎子宮全摘出術の有効性および安全性を評価することである。主要評価項目は，出血少量手術成功とし，出血量300ml以下の場合に出血量少量と定義する。ただし，たとえ出血少量という結果が得られたとしても，手術の大きな目的である切除断端陰性が達成できない場合には，当然ながらDVSSを用いたロボット支援広汎子宮全摘出術の臨床的な意義は著しく低下してしまう。これより，本試験では，出血少量（出血量300ml以下）かつ切除断端陰性を達成できた場合に出血少量手術成功としている。

その他の評価項目として，手術時間，コンソール時間，リンパ節郭清個数，摘出検体の適切性，輸血率，自己血準備率，排尿機能，ロボット支援広汎子宮全摘出術完遂の有無，開腹移行の有無，術後回復経過（術後経口摂取開始，術後入院期間），EQ-5Dによる術後QOL，全生存期間，無再発生存期間，周術期（術中および早期術後）有害事象発生の有無，術後有害事象発生に有無，晩期有害事象発生の有無（心疾患，脳血管障害），機器の不具合を副次評価項目としている。

本試験は，ヒストリカル・コントロールを対照とした非盲検の多施設共同単群試験であり，主な適格基準は表1に示す通りである。本試験の目標登録症例数は100症例であり，3年6カ月の登録期間の後，追跡期間は最終登録症例の登録日から5年を予定している。また，本試験に用いる試験機器は，da Vinci サージカルシステム（略称：DVSS S），da Vinci Si サージカルシステム（略称：DVSS Si），da Vinci Xi サージカルシステム（略称：DVSS Xi）である。

進捗状況

本試験は，2016年7月に第1例目のエントリーで開始したが，当初は婦人科医や麻酔科医の当直など厳しい施設要件のため参加施設が限定されていたが，現在は12の協力施設の参加を受け進行中であり，エントリー数も最終段階に入っている。本試験では中間報告は行わないことになっているため，現時点で解析結果を報告することはできないが，本試験の主たる解析

表1　主な適格基準

1. 子宮腟部生検により組織学的に原発性の子宮頸がん（扁平上皮がんおよび腺がん）と診断されている。
2. 扁平上皮がんは、術前診断にてFIGOによる臨床進行期IB以上、IIB以下と診断された子宮頸がんを対象とする。
3. 腺がんは、術前診断にてFIGOによる臨床進行期IA2以上、IIB以下と診断された子宮頸がんを対象とする。
4. 胸腹部造影CT（造影剤が適応できない患者に対しては胸腹部単純CTあるいはMRI検査）でリンパ節転移、他の腹腔内臓器への転移を認めていない。
5. 18歳以上で妊孕性を希望しない患者。
6. 試験参加について、患者本人から文書で同意が得られている。患者が未成年の場合は、本人と同時に保護者の同意が得られている。

は，最終登録症例のプロトコル治療後1カ月時点のデータを収集できる時期を目処に実施する予定である。また，最終解析時期は追跡期終了日までの術後有害事象の情報が得られた時点としている。

がん先進医療の最前線

18 C-11標識メチオニンを用いたポジトロン断層撮影による診断　初発の神経膠腫が疑われるもの（B40）

北海道大学医学研究院　核医学　診療教授　**志賀　哲**
京都府立医科大学大学院医学系研究科　放射線医学　特任教授　**玉木　長良**

はじめに

　C-11標識メチオニン（MET）を用いたPET検査は，アミノ酸代謝および蛋白質合成を画像化する検査手法で，特に脳腫瘍の診断評価に役立つ。特にPETで腫瘍の広がりをどの程度正確に反映できるかについて，多くの症例での検討が必要である。
　そこで，北海道大学・大阪大学はMET-PETの有用性が特に高いと考えた神経膠腫を疑われた患者における有用性の薬事承認に向けた取り組みを先進医療Bを通じて行うこととした（図1）。また，2018年からは福島県立医科大学が参加し研究を加速している。

目的

　CTやMRIと比較し頭蓋内腫瘍の範囲をMet-PETがより正確に描出できるとの報告は多数されてい

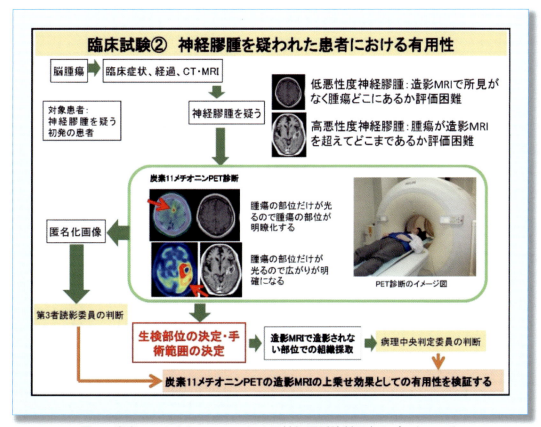

図1　炭素11メチオニンPETによる神経膠腫診断研究のプロトコール

る[1〜7]。Voges らは 46 人の頭蓋内腫瘍の患者において CT/MRI より Met-PET の集積は広範囲であり腫瘍の境界を明瞭に描出したと報告している[1]。Ogawa らは 10 人の脳腫瘍患者を対象とした研究で，浸潤範囲に関して MET は悪性度に関係なく腫瘍の浸潤範囲の決定に有用であったと報告している[3]。また，Chung らは FDG の集積が iso-hypo であった脳腫瘍患者において Met-PET は感度 100% で検出可能であったことを示している[8]。Pirrote は 103 例の神経膠腫患者での検討で Met-PET は低悪性度で 88%，高悪性度の 78% で腫瘍の切除範囲決定に有用であったと報告している[9]。造影 MRI の範囲をどの程度超えて Met-PET の集積が広がっているかに関しての検討は Miwa らが行っている。造影 MRI 陽性領域の 30 mm 外側にマージンをとると Met-PET 陽性部位の 98.1% が含まれると報告しているが，造影 MRI 陽性部位の辺縁から一様に拡大している訳ではないことがわかっている[10]。また，Met-PET 集積が臨床的に意義のある範囲まで広がっているかについては，Tanaka らが従来のナビゲーションシステムと従来のナビゲーションシステムに Met-PET を加えて手術を行った症例を比較し報告している[11]。Met-PET を加えたナビゲーションシステムを用いた方は切除可能領域における取り残し症例はなかったのに対し，Met-PET を加えないほうは 12 例中 3 例に取り残しを認め，予後においても Met-PET を加えたほうが有意に生存期間を延長したと報告している。本試験の目的は神経膠腫が疑われた症例においてメチオニン合成装置（C-MET100）を使用し製造した MET-PET 診断が，MRI への上乗せ検査として高い臨床的有用性を示すことを検証することである。

おわりに

なお症例のエントリーは終わり解析の最終段階に入っている。早期の薬事承認を目指し総括報告書の完成を急いでいる。

文献

1) Voges J, Herholz K, Holzer T, Wurker M, Bauer B, Pietrzyk U, Treuer H, Schroder R, Sturm V, Heiss WD: 11C-methionine and 18F-2-fluorodeoxyglucose positron emission tomography: a tool for diagnosis of cerebral glioma and monitoring after brachytherapy with 125I seeds. Stereotact Funct Neurosurg 69:129-135, 1997

2) Bergstrom M, Collins VP, Ehrin E, Ericson K, Eriksson L, Greitz T, Halldin C, von Holst H, Langstrom B, Lilja A, et al.: Discrepancies in brain tumor extent as shown by computed tomography and positron emission tomography using [68Ga]EDTA, [11C]glucose, and [11C]methionine. J Comput Assist Tomogr 7:1062-1066, 1983

3) Ogawa T, Kanno I, Shishido F, Inugami A, Higano S, Fujita H, Murakami M, Uemura K, Yasui N, Mineura K, et al. Clinical positron emission tomography for brain tumors: comparison of fludeoxyglucose F 18 and L-methyl-11C-methionine. AJNR Am J Neuroradiol. Feb;17(2):345-53, 1996

4) Pirotte B, Goldman S, Bidaut LM, Luxen A, Stanus E, Brucher JM, Baleriaux D, Brotchi J, Levivier M. Use of positron emission tomography (PET) in stereotactic conditions for brain biopsy.. Acta Neurochir (Wien) 134:79-82, 1995

5) Yamaguchi S, Terasaka S, Kobayashi H, Narita T, Hirata K, Shiga S, Usui R, Tanaka S, Kubota K, Murata J, Asaoka K: Combined use of positron emission tomography with (18) F-fluorodeoxyglucose and (11) C-methionine for preoperative evaluation of gliomas.. No Shinkei Geka 38:621-628, 2010

6) Pirotte BJ, Lubansu A, Massager N, Wikler D, Van Bogaert P, Levivier M, Brotchi J, Goldman S: Clinical impact of integrating positron emission tomography during surgery in 85 children with brain tumors.. J Neurosurg Pediatr 5:486-499, 2010

7) Ericson K, Lilja A, Bergstrom M, Collins VP, Eriksson L, Ehrin E, von Holst H, Lundqvist H, Langsrom B B, Mosskin M: Positron emission tomography with ([11C]methyl)-L-methionine, [11C]D-glucose, and [68Ga]EDTA in supratentorial tumors.. J Comput Assist Tomogr 9:683-689, 1985

8) Chung JK, Kim YK, Kim SK, Lee YJ, Paek S, Yeo JS, Jeong JM, Lee DS, Jung HW, Lee MC. Usefulness of 11C-methionine PET in the evaluation of brain lesions that are hypo- or isometabolic on 18F-FDG PET. Eur J Nucl Med Mol Imaging. 2002 Feb;29(2):176-182

9) Pirotte B, Goldman S, Dewitte O, Massager N, Wikler D, Lefranc F, Ben Taib NO, Rorive S, David P, Brotchi J, Levivier M. Integrated positron emission tomography and magnetic resonance imaging-guided resection of brain tumors: a report of 103 consecutive procedures. J Neurosurg. 2006 Feb;104(2):238-253.

10) Miwa K, Matsuo M, Shinoda J, Aki T, Yonezawa S, Ito T, Asano Y, Yamada M, Yokoyama K, Yamada J, Yano H, Iwama T Clinical value of [11C]methionine PET for stereotactic radiation therapy with intensity modulated radiation therapy to metastatic brain tumors. Int J Radiat Oncol Biol Phys. 2012 Dec 1;84(5):1139-1144.

11) Tanaka Y, Nariai T, Momose T, Aoyagi M, Maehara T, Tomori T, Yoshino Y, Nagaoka T, Ishiwata K, Ishii K, Ohno K. Glioma surgery using a multimodal navigation system with integrated metabolic images. J Neurosurg. 2009 Jan;110(1):163-172.

陽子線治療　肝細胞がん（B42）

国立がん研究センター東病院　放射線治療科　科長　秋元　哲夫

はじめに

　肝細胞がんに対する放射線治療は正常肝の放射線に対する耐容線量と腫瘍の制御線量の関係から，放射線治療の技術的な制限や腫瘍の大きさや局在などにより，腫瘍制御に必要な線量が十分投与できないことも少なくなく，積極的には行われてこなかった。放射線治療による肝障害（Radiation-induced liver disease：RILD）は治療後2週から数カ月で起こる亜急性の有害事象であり，全肝に通常分割で30～35Gyの照射で5～10％，40～50Gyでは50％の症例で放射線治療による肝不全が生ずる。一方，肝細胞がんの根治線量は50Gy以上と考えられており，正常肝へ高い線量が照射される放射線治療の照射方法では根治線量の照射は難しい。しかし，近年の体幹部定位放射線治療や粒子線治療などの放射線治療技術の進歩で腫瘍に対する線量集中性が飛躍的に向上し，正常組織への線量を低く抑えたまま腫瘍へ高い線量を照射することが可能となってきた。腫瘍の呼吸性移動なども放射線治療を難しくする要因であるが，画像誘導技術や呼吸移動対策技術の進歩で肺がんや肝細胞がんなどの呼吸性に移動する臓器の腫瘍に対しても積極的に行われるようになってきた。本稿では，肝細胞がんに対する陽子線治療について，その適応，治療方法の実際および治療成績を中心に記載する。

陽子線治療の適応

　陽子線治療を含む放射線治療の明確な適応は，ガイドラインを含めて現時点では確立していない。しかし，ランダム化比較試験ではないが，複数の遡及的研究で肝動脈化学塞栓療法（Transcatheter arterial chemoembolization；TACE）に病巣局所への放射線治療を併用することで予後の改善が得られるとする報告がある[1,2]。陽子線治療は陽子線が体内で停止する直前にエネルギー放出が最大になり，大きな線量を組織に与えるブラッグピークと呼ばれる物理学的な特性により，通常のX線による放射線治療に比較して高い線量集中性が実現できる。そのため，以下のような病態に適応可能と考えられる。1）手術不能または非適応で，局所療法が施行できない症例，2）肝硬変などの合併による肝機能低下や高齢により局所療法ができない，3）限局的な門脈塞栓症例。RILDのリスクからChild-Pugh分類でAおよびBの肝障害度の症例が適応となるが，どの程度の肝機能症例までが陽子線治療が安全に施行できるか，または照射される範囲による残肝機能のデータなどは必ずしも十分とはいえない。そのため，線量体積ヒストグラム（DVH；dose-volume histogram）を含む詳細な治療データと治療後の効果や有害事象の長期的な検討が必要である。ラジオ波熱凝固療法（radiofrequency ablation：RFA）の一般的な適応は腫瘍径3cm以下（腫瘍数3個以下で穿刺可能な病変）とされているが，陽子線治療を含む放射線治療はRFAより大きい腫瘍径の肝細胞がんの治療も可能である。体幹部定位放射線治療では腫瘍径5cm以下の肝細胞がんに保険適応が認められており，陽子線治療はその線量分布の特性から10cm前後の腫瘍にも対応可能である。また，門脈塞栓例や下大静脈内腫瘍塞栓症例にも治療可能である。

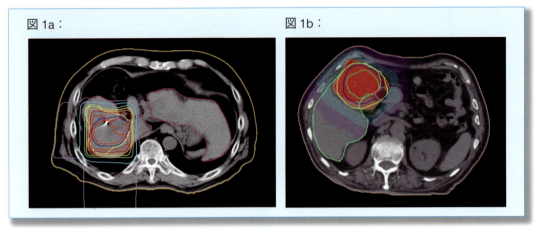

図1

表1

報告者	症例数	線量分割	局所制御率(%)	生存率(%)
Chibaら	162	79.2GyE/16fr.	86.9 (5y)	23.5 (5y)
Kawashimaら	60	78GyE/20fr. 65GyE/26fr. 60GyE/10fr.	90.0 (3y)	56.0 (3y)
Mizumotoら	266	66GyE/10fr. 72.6GyE/22fr. 77GyE/35fr.	81.0 (5y)	48.0 (5y)
Komatsuら	242	52.8-76GyE/ 4-38fr.	90.2 (5y)	38.0 (5y)

陽子線治療の実際

　肝細胞がんの部位は体表やX線透視ではわからないことや治療中の呼吸性移動もあることから、治療計画前に腫瘍の周辺に目印となる金属マーカーを挿入し、呼吸性移動の範囲に応じた適切なマージンを設定する必要がある。腫瘍そのものに一定のマージン設定が必要であるため、腫瘍が消化管（特に十二指腸や小腸）に近接している場合には腸管に高線量が照射されることになり、治療適応にならない場合がある。一般的には腫瘍と消化管が2cm以上離れていることが望ましい。治療計画により適切なビーム方向と門数を決定するが、陽子線治療の場合にはX線を用いた体幹部定位放射線治療と異なり、2〜3方向などの限られた照射方向で優れた分布が得られる。図1aおよび図1bに典型的な線量分布と腸管近接例の線量分布を示す。総線量とその線量分割は、現在の全国的な統一方針では、1) 末梢型：66GyE/10回、2) 肝門部型：72.6-76GyE/20-22回、3) 消化管近接型：74-76GyE/37-38回が推奨されている。

　有害事象に関しては、急性期として軽度の血液毒性、消化管出血、皮膚炎、晩期有害事象として照射範囲の皮膚および肺の線維化、消化管潰瘍、胆管狭窄に伴う胆汁うっ帯性胆管炎などがある。前記のRILDはChild-Pugh Bなどの肝機能低下例の照射後の亜急性期以降に出現することがあり、程度によっては致死的となる。肺が照射範囲に含まれる場合には放射線性肺臓炎にも注意を要する。

治療成績

　表1に主な治療成績を示す[3〜5]。照射範囲外の再発や既存肝疾患の悪化による病勢進行も多いため、生

存率は20～40％と他の局所療法と大きな差はない。陽子線治療症例には動脈塞栓術などの局所療法後の再発例や手術不能または非適応例が多く含まれており，初発肝がんに対する手術例や他の局所療法と生存率からだけでは単純にその有効性の比較はできない。そのため，陽子線治療の局所効果が長期の生存率向上に与える影響を正確に評価するには，後述する臨床試験などが必要である。

参考文献

1) Zeng ZC, Tang ZY, Fan J, Zhou J, Qin LX, Ye SL, Sun HC, Wang BL, Yu Y, Wang JH, Guo W. A comparison of chemoembolization combination with and without radiotherapy for unresectable hepatocellular carcinoma. Cancer J. 10(5): 307-16, 2004.
2) Shim SJ, Seong J, Han KH, Chon CY, Suh CO, Lee JT. Local radiotherapy as a complement to incomplete transcatheter arterial chemoembolization in locally advanced hepatocellular carcinoma. Liver Int. 25(6): 1189-96, 2005.
3) Kawashima M, Kohno R, Nakachi K, Nishio T, Mitsunaga S, Ikeda M, Konishi M, Takahashi S, Gotohda N, Arahira S, Zenda S, Ogino T, Kinoshita T. Dose-volume histogram analysis of the safety of proton beam therapy for unresectable hepatocellular carcinoma. Int J Radiat Oncol Biol Phys. 79(5): 1479-86, 2011.
4) Chiba T, Tokuuye K, Matsuzaki Y, Sugahara S, Chuganji Y, Kagei K, Shoda J, Hata M, Abei M, Igaki H, Tanaka N, Akine Y. Proton beam therapy for hepatocellular carcinoma: a retrospective review of 162 patients. Clin Cancer Res. 11(10): 3799-805, 2005.
5) Mizumoto M, Okumura T, Hashimoto T, Fukuda K, Oshiro Y, Fukumitsu N, Abei M, Kawaguchi A, Hayashi Y, Ookawa A, Hashii H, Kanemoto A, Moritake T, Tohno E, Tsuboi K, Sakae T, Sakurai H. Proton beam therapy for hepatocellular carcinoma: a comparison of three treatment protocols. Int J Radiat Oncol Biol Phys. 81(4): 1039-45, 2011.

20 重粒子線治療　肝細胞がん（B43）

群馬大学　重粒子線医学センター　講師　**渋谷　圭**
群馬大学　重粒子線医学センター　教授　**大野　達也**

先進医療技術の背景

　肝細胞がんの代表的な治療法として，手術療法，肝動脈化学塞栓療法（transarterial chemoembolization：TACE），ラジオ波凝固療法（radiofrequency ablation：RFA）などの局所療法，動注化学療法，分子標的薬剤を中心とした化学療法がガイドラインに提示されている[1]。肝細胞がんにおいては標準治療の選択はアルゴリズム化されているが，近年は患者の高齢化とともに，合併症を有する患者の割合が増加しているため，一律にアルゴリズムが適応できない状況も多い。肝細胞がんに対する重粒子線治療はその優れた線量分布と高い生物学的効果により，根治性と低侵襲性を兼ね備えた治療法として期待されている（図1）。肝がん診療ガイドライン2017年版では肝細胞がんに対する粒子線治療について，「他の局所療法の適応困難な肝細胞がんに対して粒子線治療（陽子線治療，重粒子線治療）行ってよい。」と記載されている[1]。

　重粒子線治療，あるいは陽子線を含む粒子線治療に関してこれまでエビデンスレベルの高い報告はなく，既存の標準治療との比較試験はほとんど行われていなかった。しかし近年世界的に粒子線治療施設数，肝細胞がんの治療人数ともに増加傾向にあり[2]，主に米国やアジア地域において陽子線治療と既存治療を比較するランダム化比較試験が計画，進行中である。わが国とは医療事情が異なるが，米国においてBushらによ

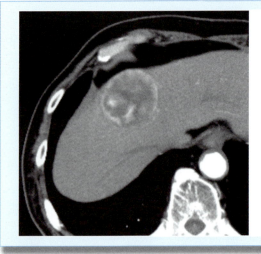 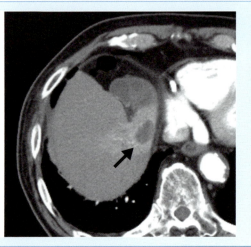

図1　肝細胞がんに対する重粒子線治療例
（左：治療前，右：治療後10カ月）
肝門部，食道に近接する病変に対して4回分割で60Gy（RBE）の重粒子線治療を行った．
治療後10カ月の時点で腫瘍（矢印）は著明に縮小，造影効果は消失している．

る陽子線とTACEとのランダム化比較試験（NCT00857805）の中間解析の結果が報告されている。陽子線治療群とTACE群の2年局所制御割合はそれぞれ88％と45％（p=0.06），2年無増悪生存割合はそれぞれ48％と31％（p=0.06）でいずれも統計学的に有意ではなかったが，陽子線治療群で良好な傾向があり，入院期間も陽子線治療群で明らかに短いことが確認されている[3]。このような背景のもと，わが国においても先進医療Bの枠組みにおいて「切除不能，局所療法不適の肝細胞がんに対する重粒子線治療の多施設共同臨床試験（J-CROS1505）」が開始されている。

プロトコールの概要

本試験は外科的切除および穿刺局所療法の適応とならない肝細胞がんのうち，初発，単発，Child-Pugh分類A，門脈あるいは肝静脈の一次分枝に浸潤が及ばない患者を対象とし，重粒子線治療の有効性と安全性を多施設共同臨床試験にて評価することを目的としている。切除不能，局所療法不適の判断に関しては，肝切除術の実績を持つ消化器外科専門医，および肝臓がんのIVR治療の実績を持つ専門医を含むキャンサーボードでの判定が必須であることがプロトコールに明記されており，切除，局所療法が可能な症例が各分野の専門医の判断により厳格に除外されていることが本試験の特徴である。

重粒子線治療の線量分割は総線量60Gy（RBE）を4回もしくは12回（リスク臓器近接例）で投与するプロトコールとなっている。通常約1週間（リスク臓器近接例で約3週間）と短期間で治療が終了し，また通院での治療も可能であることが重粒子線治療の大きな特徴である。

試験デザインは3年全生存割合を主要評価項目とした単アームの試験となっており，有効性の評価はヒストリカルコントロールとの比較が前提となる。本試験の対象症例に対する標準治療はTACEであり，単発の肝細胞がんに対するTACEの3年全生存割合はおおむね60-70％程度と報告されている。これに対して日本炭素イオン線治療臨床研究グループ（J-CROS）で行われた，肝細胞がんに対する重粒子線治療の多施設共同後向き観察研究（J-CROS 1504 HCC）では，初発・単発，Child-Pugh Aの肝細胞がん80例の解析結果では，重粒子線治療後の3年全生存割合は84.7％であった[4]。

副次的評価項目としては，無増悪生存期間，局所無増悪生存期間，有害事象発生割合，放射線誘発性肝障害の有無が加えられている。また，医療経済学的視点から費用対効果とQOLについても評価を行う。重粒子線治療に関して多施設の前向き試験はこれまで行われていなかったことから，切除および穿刺局所療法が適応とならない肝細胞がんに対する重粒子線治療の安全性，有効性が確認されれば，この対象群において高い根治性が期待できる治療選択肢となることが期待される。

進捗状況

2016年の告示以降，国内全5施設（群馬大学重粒子線医学センター，放射線医学総合研究所，兵庫県粒子線医療センター，九州国際重粒子線がん治療センター，神奈川県立がんセンター）で順次登録を開始している。今後，大阪重粒子線センターが参加予定であるため，これを合わせると全6施設となる。登録状況は2019年3月現在で19例（目標130例）と予定より大幅に遅延している。一方で，上記適格基準に該当せず，先進医療Aのカテゴリーで重粒子線治療が実施される症例はほとんどの施設で増加傾向にある。切除不能の判定が厳格に行われていること，単発の初発肝がんの割合が減少傾向にあることなどが登録に影響しているものと推測される。

参考文献

1) 肝がん診療ガイドライン2017年版，一般社団法人日本肝臓学会編，金原出版株式会社
2) Igaki H, Mizumoto M, Okumura T, Hasegawa K, Kokudo N, Sakurai H. A systematic review of publications on charged particle therapy for hepatocellular carcinoma. Int J Clin Oncol. 2017.
3) Bush DA, Smith JC, Slater JD, Volk ML, Reeves ME, Cheng J, et al. Randomized Clinical Trial Comparing Proton Beam Radiation Therapy with Transarterial Chemoembolization for Hepatocellular Carcinoma: Results of an Interim Analysis. Int J Radiat Oncol Biol Phys. 2016;95:477-82.
4) Shibuya K, Ohno T, Terashima K, Toyama S, Yasuda S, Tsuji H, Okimoto T, Shioyama Y, Nemoto K, Kamada T, Nakano T; Japan Carbon Ion Radiotherapy Study Group. Short-course carbon-ion radiotherapy for hepatocellular carcinoma: A multi-institutional retrospective study.Liver Int. 2018 Dec;38(12):2239-2247.

21 胆道がんに対するアキシチニブ単独療法の治療開発（B44）

がん先進医療の最前線

杏林大学医学部　腫瘍内科学　教授　**古瀬　純司**
杏林大学医学部　腫瘍内科学　助教　**岡野　尚弘**

背景

　胆道がんは胆道がん取扱い規約上，肝外胆道に発症した悪性腫瘍，すなわち胆管がん，胆嚢がん，乳頭がんが含まれる。一方，肝内胆管がんは取扱い規約では原発性肝がんに分類されるが，化学療法を検討する上では一般的に胆道がんに含められている。

　胆道がんに対する治療としては，切除手術が唯一治癒の期待できる治療法であるが，切除不能例や治癒切除後の再発例も多く，化学療法がこれらに対する標準治療と位置づけられている。従来，胆道がんにおいて大規模な第Ⅲ相試験がほとんど行われていなかったが，2000年台以降，胆道がんにおいても臨床試験が積極的に行われてきている。切除不能胆道がんに対する化学療法は，ゲムシタビン（GEM）単独療法とGEM＋シスプラチン（GC療法）のランダム化比較試験によりGC療法において有意な生存期間の延長が得られ[1,2]，初めてエビデンスに基づく標準治療が確立した。次のステップとしてGC療法への上乗せ，あるいはGC療法後の2次治療として新規薬剤の開発が進められている。

　胆道がんにおいても分子標的薬への期待は大きく，ターゲットのひとつとして血管新生の阻害が注目されてきた。胆道がんにおいて血管内皮細胞増殖因子（VEGF）およびその受容体（VEGFR）の過剰発現が高率に認められ，VEGFの発現は胆道がんの予後不良因子として報告されている[3]。

　アキシチニブはVEGFR-1，2，3を選択的に阻害する経口チロシンキナーゼ阻害剤である。転移性腎細胞がんの二次治療の国際共同第Ⅲ相試験において，アキシチニブがソラフェニブに比べ有意に無増悪生存期間を延長することが報告された[4]。日本でも転移性腎細胞がんを対象とした国内第Ⅱ相試験が行われ，これらの結果から，2012年6月に根治切除不能又は転移性の腎細胞がんに対するアキシチニブの適応が承認されている。

　胆道がんに対するアキシチニブの効果を調べるため，ファイザー株式会社より提供されたアキシチニブ原薬を用いて，胆管がんの細胞株とマウスを用いた前臨床試験が実施された。GEM感受性肝外胆管がん細胞株とGEM抵抗性肝内胆管がん細胞株に対するアキシチニブの抗腫瘍効果を，マウスの皮下に細胞株を移植したxenograftモデルを用いて検討したところ，いずれの細胞株も用量依存性にアキシチニブによる抗腫瘍効果が認められた[5]。

　胆道がん患者に対するアキシチニブの治療経験は国内外ともに皆無であったため，杏林大学医学部付属病院において，先行研究としてファイザー株式会社から提供されたアキシチニブを用いて5例の胆道がん患者に対しアキシチニブによる治療を実施した。その結果，これまでの報告と同等の安全性が得られ，5例中PR1例，SD3例，PD1例の成績が得られた[6]。

　これらの前臨床試験ならびに探索的な臨床試験から切除不能胆道がんに対するアキシチニブの有効性が示唆された。これらの状況を踏まえ，標準治療のない2次治療以降の切除不能胆道がん患者を対象として，アキシチニブ単独療法の有効性と安全性を評価するため第Ⅱ相試験を先進医療Bによる臨床試験として実施

することとした。

プロトコールの概要

・試験デザイン

本試験は切除不能胆道がんに対するアキシチニブの有効性と安全性を探索的に評価する多施設共同による単アーム，オープンラベル第Ⅱ相試験であり，先進医療Bとして実施した。

・主な患者選択規準
1) 画像診断や過去の手術所見など総合所見により，切除不能もしくは再発胆道がん（肝内胆管がん，肝外胆管がん，胆嚢がん，乳頭部がん）と診断されている。
2) 腺がんの病理診断が得られている。
3) 胆道がんに対して1次化学療法としてゲムシタビンベースの化学療法を行い，増悪あるいは副作用で中止している。
4) 測定可能病変を有する。
5) 中等度以上の腹水および胸水を認めない。
6) 3カ月以上の予後が期待できる。
7) 化学療法最終投与から登録まで2週間が経過している。
8) 登録時の年齢が20歳以上である。
9) Performance Status（ECOG）が0，1のいずれかである。
10) 血圧コントロールが良好である。
11) 尿検査ディップスティックまたは通常の尿検査で蛋白尿が1＋以下である。
12) 主要な臓器機能が保持されている。
13) 患者本人からの文書による同意が得られている。

・プロトコール治療

アキシチニブとして1回5mgを1日2回経口投与する。なお，患者の状態により1レベルずつ適宜増量することができるが，最大量は1回10mgを1日2回までである。アキシチニブを1日4～20mgの用量で，プロトコール中止基準に該当するまで継続する。

・エンドポイントの設定根拠

主要評価項目を無増悪生存期間（progression-free survival: PFS）とした。副次評価項目として，奏効割合と全生存期間（overall survival: OS），有害事象発生割合，重篤な有害事象発生割合を設定した。また，アキシチニブ開始前のVEGF，可溶性VEGFR-1，2，3，VEGFR-1，2，3などを測定し，有効性と安全性との関連を検討することとした。

・臨床的仮説と登録設定根拠

わが国ではS-1がGC療法後の治療として広く用いられており，GEMベースの一次治療耐性の進行・再発胆道がん患者におけるS-1単剤のPFS中央値は2.5カ月であった。これまでのGEM耐性胆道がんに対する新規薬剤の臨床試験において，3.0カ月を超えた薬剤は少ないことから，本試験における閾値PFS中央値を2カ月，期待PFS中央値を3.0カ月と設定した。登録2年，追跡半年で30例を集積すると，片側有意水準（αエラー）0.05で，検出率は73％となる。脱落例を考慮し，予定症例数を合計32例と設定した。

・研究基金

本研究は，戦略的研究基盤形成支援事業　杏林大学におけるがん研究基盤の形成，厚生労働科学研究費補助金がん臨床研究事業 切除不能胆道がんに対する治療法の確立に関する研究（奥坂班），日本医療研究開発機構研究費　胆道がんに対する治療法の確立に関する研究（奥坂班）の分担研究として実施した。

進捗状況

2016年7月から登録を開始し，2017年8月までに19例が登録された。消化管出血による早期死亡例があったが，剖検の結果，再発巣の消化管浸潤によるものであった。これを踏まえ，消化管出血の既往がある患者，がんの消化管浸潤がある患者は除外するようにプロトコールを改訂した。その後登録を再開したが，さらに早期死亡例が発生したため，2017年8月，登録を一時中断した。早期死亡5例について効果安全性委員会による検討を行った結果，原疾患の悪化が原因と結論され，登録再開を目指して実施計画書を再度改訂した。しかし，一部の早期死亡例に報告遅延が認められたことから，19例の詳細な検討および試験実施体制等の検証報告等を行った。

本試験の19例でアキシチニブの有効性を検討した結果，主要評価項目のPFS中央値は3.0カ月の期待値に届いていなかった。一方，最近のがん薬物療法の開発は免疫チェックポイント阻害薬を中心に進んでおり，胆道がんでも1次治療および2次治療以降で多くの臨床試験が行われてきている。さらに，免疫チェッ

クポイント阻害薬と血管新生阻害薬との併用の早期臨床試験により極めて有望な結果が報告されている。これらの状況を考慮し，本試験は終了し，VEGFR 等のバイオマーカーとアキシチニブ単剤での有効性の関連を検討することで，今後の治療開発につなげることが妥当と判断した。本試験の終了報告を各医療機関ならびに厚生労働省に提出し，承認されている。今後，本研究結果を国際学会および論文として公表する予定である。

参考文献

1) Valle J, Wasan H, Palmer DH, et al: Cisplatin plus gemcitabine versus gemcitabine for biliary tract cancer. N Engl J Med 2010;362:1273-1281
2) Okusaka T, Nakachi K, Fukutomi A, et al: Gemcitabine alone or in combination with cisplatin in patients with biliary tract cancer: a comparative multicentre study in Japan. Br J Cancer 2010;103:469-474
3) Yoshikawa D, Ojima H, Iwasaki M, et al: Clinicopathological and prognostic significance of EGFR, VEGF, and HER2 expression in cholangiocarcinoma. Br J Cancer 98:418-425, 2008
4) Hutson TE, Lesovoy V, Al-Shukri S, et al: Axitinib versus sorafenib as first-line therapy in patients with metastatic renal-cell carcinoma: a randomised open-label phase 3 trial. Lancet Oncol 2013;14:1287-1294, 2013
5) Takahashi H, Ojima H, Shimizu H, et al: Axitinib (AG-013736), an oral specific VEGFR TKI, shows potential therapeutic utility against cholangiocarcinoma. Jpn J Clin Oncol 2014;44:570-578, 2014
6) Okano N, Kasuga A, Kawai K, et al: Axitinib for Gemcitabine-refractory Advanced Biliary Tract Cancer: Report of 5 Cases. Anticancer Res 2017;37:3711-3715, 2017

重粒子線治療　非小細胞肺がん（B45）

九州国際重粒子線がん治療センター　診療副部長　松延　亮
九州大学大学院医学研究院　放射線医療情報・ネットワーク講座　教授　塩山　善之

先進医療技術の背景

Ⅰ期非小細胞肺がんに対する標準治療は，肺葉切除以上の手術であり，Ⅰ期肺がんの手術症例の5年生存率は，IA期で82%，IB期で66%と報告されている[1]。しかし肺がんは高齢者に多く，慢性閉塞性肺疾患や冠動脈疾患による肺機能，心機能の低下，さらに脳血管障害や糖尿病などの基礎疾患のため周術期のリスクもあり，手術が困難である症例も多い。近年末梢型Ⅰ期肺がんに対しては，体幹部定位放射線治療（SBRT）や陽子線・重粒子線治療といった局所に線量を集中し，従来の治療と比べて高い線量を照射する高精度放射線治療が広く行われている。

SBRTは本邦ですでに保険適応となっており，本邦で行われたIA期肺がんに対するSBRTの多施設第二相試験（JCOG0403試験）では，3年全生存率が，手術可能/手術不能例で76%/60%と従来の放射線治療成績と比べると良好であった。しかし3年無増悪生存率は手術可能/手術不能例で54%/50%，Grade3以上の有害事象は手術可能/手術不能例で6%/11%と十分に満足できる結果とは言えず，未だ改善の余地が残る内容と考えられている[2]。

重粒子線治療（炭素イオン線治療）の特徴は，従来の放射線治療では認められない線量の集中性，強い生物効果にある。表面近くの線量は低く，加速エネルギーに依存して一定の深さで止まり，止まる直前に「ブラッグ・ピーク」と呼ばれる線量のピークを形成するため，体の奥にあるがん病巣に集中的に線量を投与するのに適している。また線量のピーク部分では同じ物理線量あたりX線や陽子線に比較して2～3倍高い生物作用を有する。さらに，腫瘍内の酸素濃度や細胞周期に影響されにくいという特徴もある。線量集中性の高さは，肺だけでなく，心臓，食道，脊髄等の正常臓器の副作用リスク軽減の上でも有用であり，さらに強い生物作用を反映した腫瘍制御上の向上が期待されている。単施設の臨床試験にて，Ⅰ期肺がんに対して5年局所制御率はIA期で97%，IB期で80%，5年原病生存率はIA期で87%，IB期で42%，Grade3以上の有害事象は0%[3]。さらに重粒子線治療の多施設後向き研究においても，Ⅰ期肺がんの3年局所制御率はIA期で93%，IB期で79%，3年全生存率はIA期で87%，IB期で72%，Grade3以上の有害事象は1.2%という良好な結果が示されている[4]。

プロトコールの概要

標準手術不能の肺野末梢型Ⅰ期非小細胞肺がんを対象とした多施設共同臨床試験J-CROS 1501LUNGの症例登録を行っている。表1にJ-CROS1501試験の概要を示す。本試験は，単アームではあるものの，既存のSBRTをヒストリカルコントロールとして，SBRTに対する優越性を示すための検証的試験という位置づけとなっており，QOL評価や医療経済評価も併せて行う。また，本試験は先進医療Bとして実施されており，「重粒子線治療　非小細胞肺がん（ステージがⅠ期であって，肺の末梢に位置するものであり，かつ肺切除術が困難なものに限る。）」として告示されている。低肺機能やその他合併症等によって手術が困難な症例においても，高い線量集中性と抗腫瘍効果により

表1 肺野末梢型I期非小細胞肺がんを対象とした多施設共同臨床試験（先進医療B）

研究課題名	手術不能肺野末梢型I期非小細胞肺癌に対する重粒子線治療の多施設共同臨床試験 J-CROS 1501LUNG
申請医療機関	九州国際重粒子線がん治療センター
協力参加医療機関	九州国際重粒子線がん治療センター、放射線医学総合研究所病院、群馬大学医学部附属病院、兵庫県立粒子線医療センター、神奈川県立がんセンター、大阪重粒子線センター（予定）
研究支援及びデータセンター	九州大学病院 ARO 次世代医療センター
研究概要・目的	手術不能の肺野末梢型I期非小細胞肺癌に対する重粒子線治療の有効性および安全性を多施設共同臨床試験で評価
研究デザイン	非無作為化、単アーム、多施設共同
主要評価項目	3年全生存割合
副次的評価項目	有害事象発生割合 全生存期間中央値、全生存割合（2年） 疾患特異的生存割合（2年および3年） 無増悪生存割合（2年および3年） 局所無増悪割合（2年および3年） 局所無増悪生存割合（2年および3年） 増悪形式
探索的評価項目	QOL評価、医療経済評価
対象患者	標準手術不能・肺野末梢型I期非小細胞肺癌患者
プロトコル治療	重粒子線治療　1日1回 15.0 Gy (RBE)、計4回、総線量 60.0 Gy(RBE)
目標症例数	IA期 105例、IB期 45例
研究実施期間	研究期間：7年（登録期間：4年、後観察期間：3年）

副作用低減と腫瘍制御が得られ，ひいては生存率の向上に寄与することが明らかにすることが目的である。

進捗状況

2019年3月19日現在，登録症例は30例（目標150例）と予定集積ペースより遅いが，徐々に参加施設が増え，今年度中には計7施設で実施可能となる予定であり，今後登録ペースが上がることが期待される。引き続き，先進B試験リーフレット（医師用・患者用）の活用，関連研究会・学会でのアナウンス等にて広報に努めていく。

最後に

重粒子線治療は，物理工学，生物学，臨床医学といった科学技術が結集されたわが国が世界をリードする先端放射線治療である。非小細胞肺がんに対しても，より安全で有効な放射線治療を追及していく上で，不可欠な治療技術と考えている。この多施設共同臨床研究により，重粒子線治療のエビデンスがさらに集積され，その有効性・安全性がより明確なものとなることが期待されている。

参考文献

1) 澤端章好，藤井義敬，淺村尚生，他．2004年肺がん外科切除例の全国集計に関する報告．肺がん．2010,50,875-888.
2) Nagata Y, Hiraoka M, Shibata T, et al. A Prospective Trial of stereotactic body radiation therapy for both Operable and inoperable T1N0M0 Non-Small Cell Lung Cancer: Japan Clinical Oncology Group Study – JCOG0403. Int J Radiat Oncol Biol Phys 2015;93(5)：989-996
3) Miyamoto T, Baba M, Sugane T, et al. Carbon ion radiotherapy for stage I non-small cell lung cancer using a regimen of four fractions during 1 week. J Thorac Oncol 2007; 2(10)：916-926.
4) Shioyama Y, Yamamoto N, Saitoh JI, et al. Multi-institutional retrospective study of carbon-ion radiation therapy for stage I non-small cell lung cancer: Japan Carbon Ion Radiation Oncology Study Group. Int J Radiat Oncol Biol Phys 2016; 96(2)，S10.

23 ゲムシタビン静脈内投与および重粒子線治療の併用療法 膵臓がん（B46）

量子科学技術研究開発機構 放射線医学総合研究所重粒子治療研究部　部長　山田　滋

先進医療技術の背景

　膵腫瘍の85％を占める浸潤性膵管がん（以下，膵がん）は，膵の悪性新生物の中でも頻度が高く，予後不良である。切除可能膵がんは全体の10-20％に過ぎず，多くは隣接する大血管に浸潤，あるいは遠隔転移を有することから切除不能として診断される。切除不能膵がんのうち，遠隔転移のない局所進行膵がんに対しては化学療法あるいは化学放射線治療が行われるが，確実な効果を有するものはなく，その予後は極めて不良である。局所進行膵がんに対する放射線単独治療の治療成績は不良で2年生存率10％前後，平均生存月数4-12カ月である。5-FUやS-1などのフッ化ピリミジン系抗がん剤やゲムシタビン（GEM）などを併用する化学放射線療法も施行されているが，生存期間中央値（MST）は8-17カ月と満足すべき結果ではない。2013年からわが国で開始された化学放射線治療の第Ⅲ相試験であるJCOG1106試験では，S-1併用放射線療法とGEM先行S-1併用放射線療法の有効性と安全性を評価・比較した。GEM先行例49例，S-1併用放射線療法51例の成績はMST，2年生存率がそれぞれ17.2月，19％および19.1月，37％であり，S-1併用放射線療法が有望な治療法であることが示された。局所進行膵癌に対する化学放射線治療では2年生存率が16-37％と報告されている。

　重粒子線の一種である炭素イオン線は①ブラッグピーク（Bragg's peak）を形成する特徴から線量集中性が高く周囲に消化管等の放射線感受性が高い正常組織が存在しても，それらを避けて腫瘍のみ選択的に照射が可能であること，②さらに陽子線と異なり高LET（linear energy transfer）放射線であることから生物学的効果が高く，低酸素細胞や癌の幹細胞等の放射線抵抗性腫瘍に対しても高い殺細胞作用を示すことである。膵がんは放射線感受性の高い消化管に囲まれ，さらに極めて低酸素状態にあることから従来の放射線では十分な効果を得ることができなかった。これらのことから局所進行膵がんに対する重粒子線治療に期待がもたれた。

　放射線医学総合研究所（放医研）では，2007年より2012年まで局所進行膵がんに対するGEM・重粒子線同時併用療法の第I/II相臨床試験が施行され72例が治療された。重粒子線は45.6-55.2Gy（RBE）/12回でGEMは400-1000mg/m2まで増加した。用量・線量制限毒性（DLT）は3例（4％）に認めたのみであった。45.6Gy（RBE）以上照射された高線量群42例の2年生存率，生存期間中央値はそれぞれ48％，23.9月と良好な成績であった[1]。2012年から2014年まで放医研，九州国際重粒子線治療センター，群馬大学において重粒子線治療55.2Gy（RBE）/12回で照射された52例の解析では，1年および2年の全生存率は，81％，60％であった[2]。本試験の結果から高い線量においても化学療法同時併用重粒子線治療は安全に施行可能であり，予後の改善にも寄与することが示された。

　上記臨床試験によって得られた推奨線量【55.2Gy（RBE）】を用いた治療が国内3施設で可能な状況となり，施設横断的な安全性・有効性の評価ができる環境が整ってきた。本研究では，本邦で施行された重粒

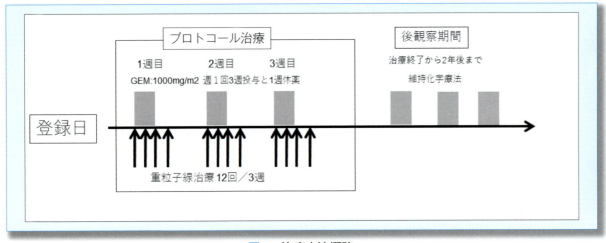

図1 治療方法概略

子線治療装置を用いた局所進行膵がんに対するGEM併用療法について，2年生存割合をプライマリーエンドポイントとし，多施設共同でその治療効果および安全性の評価を目指すものである。

プロトコールの概要

1．試験の目的
局所進行膵がん症例を対象に，GEM併用重粒子線治療の有効性安全性の多施設共同試験を行い，安全性と有効性を評価する。

2．有効性・安全性の評価指標
主要評価指標目：2年生存率
副次的評価指標：局所制御期間，全生存期間，無増悪生存期間，有害事象，費用対効果評価，Quality of Life（QOL）評価

3．対象（以下に主な基準を提示する）
選択基準：1）画像診断により通常型膵がん（浸潤性膵管がん）と診断されている。2）膵原発巣からの細胞診または組織診で膵癌と診断されている。3）画像診断により遠隔転移がないと診断されている。4）腹部造影CTもしくはMRIにて，T4（UICC）「腹腔動脈幹もしくは上腸間膜動脈への浸潤あり」と診断されている。5）消化管潰瘍（胃，十二指腸）のないもの。6）登録時の年齢が20歳以上80歳以下。
除外基準：1）腫瘍の消化管への直接浸潤がある。2）腹部骨盤CTにて腹水を認める。3）閉塞性黄疸に対して金属ステントを使用している。4）膵がんに対する化学療法がすでに開始されている場合，初回投与開始日から登録日までに90日以上経過している。5）臨床症状のある間質性肺炎または肺線維症を合併している。6）照射領域に開放創あるいは活動性で難治性の感染を有する。7）他臓器に活動性の重複がんを有する。8）当該照射部位に放射線治療の既往がある。

4．試験治療方法
試験治療の内容規定されたGEM併用重粒子線治療を行う（図1）。

1）化学療法
　GEM 1000mg/m2：day1,8,15に投与しday22は休薬する。28日を1コースとする。

2）重粒子線治療
　1日1回4.6Gy（RBE），合計12回，総線量55.2Gy（RBE）【週4回法】を照射する。

5．試験実施期間と予定症例数
試験実施期間は2016年10月から2022年9月まで7年間とする。ただし，登録期間は先進医療Bとして2021年9月までとする。登録症例数は82例を目標とする。

進歩状況

2016年10月1日に告示されたが，2018年1月の時点で24例登録した。現在は量子科学技術研究開発機構QST病院（旧放医研病院）・群馬大学重粒子線医学センター・九州国際重粒子線がん治療センター・神奈川県立がんセンターで治療を行っている。

参考文献
1）Shinoto M, Yamada S, Terashima K et al: Carbon Ion Radiation Therapy With Concurrent Gemcitabine for

Patients With Locally Advanced Pancreatic Cancer Int J Radiation Oncol Biol Phys,95(1),498-504, 2016

2) Kawashiro S, Yamada S, Okamoto M, et.al: Multi-institutional Study of Carbon-ion Radiotherapy for Locally Advanced Pancreatic Cancer. Int J Radiat Oncol Biol Phys. 101(5), 1212 - 1221, 2018

24 ゲムシタビン静脈内投与，ナブ-パクリタキセル静脈内投与およびパクリタキセル腹腔内投与の併用療法（B47）

東京大学医学部附属病院　光学医療診療部　准教授　中井　陽介
東京大学医学部附属病院　消化器内科　助教　高原　楠昊

背景

わが国における膵がんの罹患者および死亡者は増加傾向にあり，部位別のがん死亡数で第4位を占めている。5年生存率は約5％と非常に限られており，最難治がんの代表である。腹膜播種は膵がんに好発する転移形態で予後不良因子のひとつである[1]。その進行に伴って腹水貯留，消化管閉塞，水腎症などをきたし，患者のQuality of Lifeが著しく低下する。近年の化学療法の開発に伴い，転移性膵がんの治療成績は改善しつつあるが，腹膜播種例では経時的な予後の延長が得られていないことが示されており，腹膜播種例に注目した新たな治療法の開発が望まれている[2,3]。

胃がん・腹膜播種の病態解明を目指した基礎的検討および臨床研究により，パクリタキセルを用いた腹腔内化学療法は腹膜播種に対する合理的な治療戦略となりえることが示されている[4,5]。また標準治療が不応となったがん性腹水例を対象としたパクリタキセル腹腔内化学療法の臨床研究により，腹膜播種の制御率の向上および生存期間延長の可能性が示唆された[6]。さらなる治療成績の向上を目指して，転移性膵がんに対する標準治療のひとつであるゲムシタビン／ナブ-パクリタキセル療法に，パクリタキセル腹腔内投与を併用する治療法を臨床研究として評価することを計画した。

研究概要

1. 目的

腹膜播種を伴う膵がん症例を対象として，ゲムシタ ビン／ナブ-パクリタキセル点滴静注＋パクリタキセル腹腔内投与併用療法を施行し，第Ⅰ相試験にて安全性の確認と推奨投与量を決定し，第Ⅱ相試験として安全性および有効性の評価を行う。

2. 試験デザインと評価項目

- 第Ⅰ相試験（単施設による非対照安全性臨床試験）
　主要評価項目：用量制限毒性発現割合
　副次評価項目：安全性
- 第Ⅱ相試験（多施設共同の非対照探索的臨床試験）
　主要評価項目：全生存期間
　副次評価項目：無増悪生存期間，抗腫瘍効果（奏効率・病勢制御率），安全性，投与完遂性，腹水細胞診陰性化率

3. 主な適格基準

- 組織学的または細胞学的に腺がんであることが確認された症例。
- 切除以外の前治療がない症例。
　ただし術後補助化学療法終了後6カ月以上経過した症例は登録可能とする。
- 画像診断または審査腹腔鏡により腹膜播種が確認された症例。
- 経口摂取可能で，全身状態および主要臓器機能が保たれている症例。
- 年齢20歳以上75歳未満の症例。
- 腹膜播種以外の転移の有無は問わない。

パクリタキセル腹腔内投与	↓		↓	↓
ナブ - パクリタキセル経静脈投与	↓		↓	↓
ゲムシタビン経静脈投与	↓		↓	↓
	1	8	15	28 日

コホート	ゲムシタビン	ナブ - パクリタキセル	パクリタキセル
レベル 0	600 mg/m^2	75 mg/m^2	20 mg/m^2
レベル 1	800 mg/m^2	100 mg/m^2	20 mg/m^2
レベル 2	1,000 mg/m^2	125 mg/m^2	20 mg/m^2
レベル 3	1,000 mg/m^2	125 mg/m^2	30 mg/m^2

4. 治療の方法

28日を1コースとし，第1，8，15日目にゲムシタビン・ナブ-パクリタキセルを経静脈投与およびパクリタキセルを腹腔内投与する。腹腔内投与は治療開始前に留置する腹腔ポートを用いて行う。

第Ⅰ相試験において以下のように用量レベルを設定し，3例コホート法により推奨投与量を決定する。レベル1より症例登録を開始し，各用量レベルにおいて3例中2例以上または6例中3例以上に用量制限毒性が出現した用量を最大耐用量とし，その1レベル下の用量を推奨投与量とする。

第Ⅱ相試験では第Ⅰ相試験で決定された推奨投与量でゲムシタビン／ナブ-パクリタキセル＋パクリタキセル腹腔内投与併用療法を腫瘍の進行が確認されるか，疾病等により継続困難となるまで反復し，有効性および安全性を評価する。

5. 目標症例数

・第Ⅰ相試験；6～18 例
・第Ⅱ相試験；35 例（第Ⅰ相試験で推奨投与量に決定された用量レベルで治療を開始された症例を含む）

6. 研究実施期間

・第Ⅰ相試験；2016 年 12 月 1 日～2020 年 11 月 30 日予定
・第Ⅱ相試験；第Ⅰ相試験終了から 4.5 年間（登録期間 36 カ月，観察期間 18 カ月）

7. 研究参加施設

・第Ⅰ相試験；東京大学医学部附属病院
・第Ⅱ相試験；東京大学医学部附属病院を含めた全国 5 施設（予定）

進捗状況

2019 年 4 月現在，東京大学医学部附属病院にて第Ⅰ相試験が進行中で，これまでにレベル 1 に 6 例，レベル 2 に 3 例が登録された。レベル 1 の 6 例中に 2 例に用量制限毒性が生じたが，レベル 2 ではその発現はなく，最終レベル 3 への症例登録を継続している。最終レベル 3 での毒性発現状況に応じて推奨投与量が決定され，第Ⅱ相試験へと移行する予定である。なお推奨投与量はゲムシタビン 1000 mg/m^2，ナブ-パクリタキセル 125 mg/m^2 にパクリタキセル腹腔内投与 20 mg/m^2 あるいは 30 mg/m^2 に設定される見込みである。

参考文献

1) Morizane C, Okusaka T, Morita S, et al: Construction and validation of a prognostic index for patients with metastatic pancreatic adenocarcinoma. Pancreas 2011;40:415-421.
2) Takahara N, Isayama H, Nakai Y, et al: Pancreatic cancer with malignant ascites: clinical features and outcomes. Pancreas 2015;44:380-385.
3) Thomassen I, Lemmens VE, Nienhuijs SW, et al: Incidence, prognosis, and possible treatment strategies of peritoneal carcinomatosis of pancreatic origin: a population-based study. Pancreas 2013;42:72-75.
4) Kitayama J, Ishigami H, Yamaguchi H, et al: Optimal drug delivery for intraperitoneal paclitaxel（PTX）in murine model. Pleura Peritoneum 2017;2:95-102.

5) Ishigami H, Fujiwara Y, Fukushima R, et al: Phase III Trial Comparing Intraperitoneal and Intravenous Paclitaxel Plus S-1 Versus Cisplatin Plus S-1 in Patients With Gastric Cancer With Peritoneal Metastasis: PHOENIX-GC Trial. J Clin Oncol 2018;36:1922-1929.

6) Takahara N, Isayama H, Nakai Y, et al: Intravenous and intraperitoneal paclitaxel with S-1 for treatment of refractory pancreatic cancer with malignant ascites. Invest New Drugs 2016;34:636-642.

25 治療抵抗性の子宮頸がんに対するシスプラチンによる閉鎖循環下骨盤内非均衡灌流療法　子宮頸がん（B48）

がん先進医療の最前線

帝京大学ちば総合医療センター IVR センター　教授・センター長　村田　智

 先進医療技術の背景

現状の課題，問題

　がんは日本人の死因の第1位であり，高齢化社会に伴い，がんの罹患数も増大している。特に，手術による大きな侵襲がその後のQOLの低下の原因になることもしばしばある。また，現在行われている化学療法は有害事象の点から投与可能な抗がん剤量はおのずと制限され，抗腫瘍効果の限界にきており，分子標的薬や免疫療法等の新規の治療法へシフトしてきている。一般的に化学療法では薬物最大血中濃度と薬物血中濃度時間曲線下面積の増減が，治療効果に影響を及ぼすとされている。また，抗腫瘍効果の指標としてのIC50（50％の割合で腫瘍が増殖するのを阻害するのに必要な抗がん剤濃度）は，過去に抗がん剤治療を受けた患者では5-10倍に上がるため，すでに標準的抗がん剤治療を受けた患者に対しては，既存の投与方法による抗がん剤治療を受けてもその有効性を得るには非常に厳しいと考えられる。以上のことから，抗腫瘍効果を高めるためには，既存の投与方法に限界があるため，新しい抗がん剤治療システムを考案する必要性があった。

治療の新規性

　本治療法は，日本医科大学において開発され，非臨床での検討を経た後，探索的臨床試験を実施し，同時期に閉鎖循環下骨盤内灌流療法（Negative-balanced Isolated Pelvic Perfusion: NIPP）として装置システムに対する特許を取得した（特許第4024506号，登録日2007年10月12日）。本治療法は，動注化学療法に体外循環を組み合わせた体外循環動注化学療法であり，骨盤内悪性腫瘍の薬剤流入路である動脈と流出路である静脈を制御することで，標的領域を閉鎖循環下に管理し，標的領域に高濃度の抗がん剤曝露と，抗がん剤の全身漏出の阻止を可能とする新しいドラッグデリバリーシステムであり，安全性を確保した上で非常に高い抗腫瘍効果が期待できる。また，特に手術不能な高度進行がん患者においても，より有効な治療効果が期待できると考えている（図1参照）。

　子宮頸がん再発または治療困難な進行症例での治療成績はプラチナ製剤を主体としたfirst-line therapyで中央生存値は6.5〜12.9カ月である[1,2]。また，first-line therapyに不応の治療困難症例に対し行われたsecond-line therapyで，分子標的薬cetuximabを用いた場合でも中央生存値は6.7カ月であり，無増悪期間は1.97カ月[3]であった。それに対し，子宮頸がん再発または治療困難症例でsecond-line therapyとしてNIPPの治療を行った同じ条件下の26症例での中央生存値は25.1カ月と4倍近い予後の延長を得ており，無増悪期間は11カ月[4]であった。初発例はもとより，特に現在有効な治療選択肢のない再発・手術不能症例に対しても，きわめて高い有効性を有する可能性があることが確認されている。また，本治療法は侵襲性も低く，既存の化学療法に比べて有害事象の発現率が低い傾向であり，安全性の高い治療選択肢となり得る。さらに，本治療法を受けたがん性疼痛を訴える患者のうち，95％以上でがん性疼痛の軽減も確認された。子宮頸がんに対するNIPP療法では，既報の26

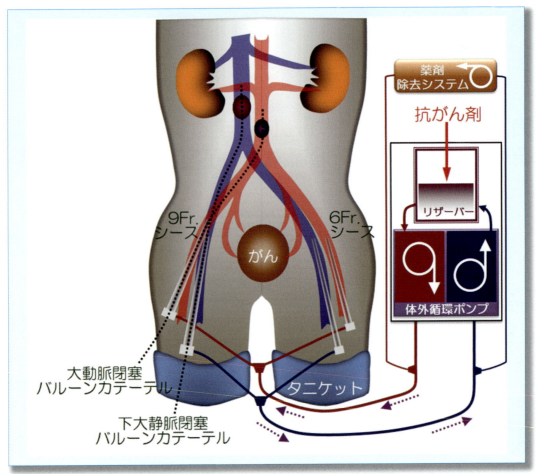

図1 骨盤内閉鎖循環下骨盤内灌流療法における装置システム

症例のうち，実施症例の85%の患者が遠隔転移（うちリンパ節転移77%，骨転移12%，肝転移8%，肺転移4%，脾臓転移4%，腹膜播種23%等）を持っていたが，本治療を行った結果，全生存期間の延長がみられた。このように，例え遠隔転移があったとしても，原発巣に対するNIPP療法によって，予後の延長が期待できるのではないかということが本治療を実施する上での基本的な治療コンセプトである。

また，NIPP療法は骨盤内病変に対する局所大量療法の特性を持っているが，僅かに全身循環もしており（全身化学療法時のピーク血中濃度3-4mg/L vs. NIPPでのピーク血中濃度3.9mg/L），全身化学療法を2サイクル実施するのと同等の全身に対する薬剤曝露がなされていると考えられる。また，現在までに行なった薬物動態試験の結果より，所属リンパ節へのシスプラチン集積が認められ，骨盤外病変に対する効果が期待される[5]。よって本治療法は，高濃度の抗がん剤曝露による骨盤内病変への直接的な抗腫瘍効果と，全身化学療法の両方を兼ね備えた治療法であると特徴付けることができる。

本試験は，治癒の可能性が極めて低い骨盤内臓器の悪性腫瘍を有する患者に対して，体外循環下骨盤内に高濃度の化学療法薬を投与，循環，除去する，閉鎖循環下骨盤内非均衡灌流療法の安全性及び有効性を評価する。本試験は骨盤内がんのうち子宮頸がんを対象疾患とした，非対照探索的単群臨床試験である。

実施計画（プロトコール）の概要

本試験の被験者選択基準の主なものは次の通りである。

1) CCRT不応，前治療でプラチナベースの化学療法を行ったが治療抵抗性の手術不能・術後再発の子宮頸がん患者
2) 年齢　同意取得時年齢が20歳以上
3) PS：performance status（ECOG performance status score）が0〜2の患者

4) 脳転移，肺転移を有さない患者
5) 主要臓器の機能が温存されているもの
6) 本人から文書同意を得た患者

本療法は登録後，Week1，Week5の2回実施し，それぞれWeek4，Week8に腫瘍縮小の効果判定を行う。本療法においては動注用シスプラチンとして，アイエーコール®を用いる。薬剤の投与プロトコルは以下の通りである。

輸液により尿が透明になったことを確認し，ポンプによる灌流を開始して骨盤内閉鎖循環回路を形成する。血流が安定したら吸引速度—注入速度の差を25 ml/min 程度とし，骨盤内閉鎖循環下で骨盤動脈造影（isolated pelvic angiography）を行い（流入速度5.5 ml/sec，総量40 ml），骨盤外への造影剤の流出の有無をチェックする。このとき，骨盤外への造影剤の流出がなければ灌流速度を注入速度：330 ml/min 程度，吸引速度：355 ml/min 程度とする（吸引速度—注入速度の差は25 ml/min 程度とする）。続いて抗がん剤をリザーバ内に投与する。アイエーコール®の投与量は$150mg/m^2$とする。投与する間隔は灌流後0，5，10分に総シスプラチン投与量を3等分した量をそれぞれ投与し，30分間灌流を行う。灌流療法終了後，直ちに血液浄化装置を用いて骨盤内の抗がん剤を除去し（15分間），全身からの薬剤除去を30分行う。全身除去循環終了後，ヘパリン拮抗薬（プロタミン）を適当量投与し，ACTが治療前に戻ってからシースを抜去，止血・固定し，麻酔からの覚醒を行う。

本試験は探索的な臨床試験であり，アイエーコール®の至適用量探索を行うため，安全性評価項目として用量制限毒性の発現を主要評価項目とした。また，腫瘍縮小効果等の有効性についても副次評価項目として評価を行う。

進捗状況

本試験は2018年9月までで7症例を登録し，2019年1月に早期終了した。本試験での用量制限毒性は確認されなかった。以前実施した臨床研究での薬物動態データと比較した結果，同等の推奨用量が$150mg/m^2$であることが確認された。現在，本NIPP療法の装置及びアイエーコール®の薬事承認を目指した後継の医師主導治験の実施を検討中である。

参考文献

1) Long HJ 3rd, Bundy BN, Grendys EC Jr, et al: Randomized phase III trial of cisplatin with or without topotecan in carcinoma of the uterine cervix: a Gynecologic Oncology Group study. J Clin Oncol. 2005;23:4626–4633
2) Monk BJ, Sill MW, McMeekin DS, et al: Phase III trial of four cisplatin-containing doublet combinations in stage IVB, recurrent, or persistent cervical carcinoma: a Gynecologic Oncology Group study. J Clin Oncol. 2009;27:4649–4655
3) Santin AD, Sill MW, McMeekin DS, et al: Phase II trial of cetuximab in the treatment of persistent or recurrent squamous or non-squamous cell carcinoma of the cervix: A Gynecologic Oncology Group study. Gynecologic Oncology 2011;122: 495–500
4) Murata S, Onozawa S, Sugihara F, et al: Feasibility and safety of negative-balance isolated pelvic perfusion in patients with pretreated recurrent or persistent uterine cervical cancer. Ann Surg Oncol. 2015;22(12): 3981-3989
5) Murata S, Onozawa S, Oda T, Mine T, Ueda T, Kumita S, Nomura K. Pharmacologic Advantages of Negative-Balance Isolated Pelvic Perfusion: Achievement of Intensive Exposure of the Pelvis to Platinum without Systemic Leakage. Radiology. 2012, 262(2): 503-510

26 治癒切除後の小腸腺がんに対する術後カペシタビン＋オキサリプラチン療法　小腸腺がん（B53）

国立がん研究センター中央病院　頭頸部内科　医長・消化管内科／希少がん対策室（併任）　**本間　義崇**

はじめに：小腸腺がんについて

　一般に小腸腺がんは，ファーター乳頭部がんを除く十二指腸原発腺がん，空腸原発腺がん，回腸原発腺がんのいずれかと定義される（以下，「小腸腺がん」は上記三疾患の総称として用いる）。小腸腺がんは全悪性腫瘍のうちの0.5%以下，全消化管悪性腫瘍のうちでも5%以下の非常に稀な疾患群である[1]。欧米諸国における小腸腺がんの年間発症率は2.2-5.7人/100万人とされ，2008年の米国における新規発症数は約2,000例，死亡数は約1,100例と報告されている。その発症数は増加してきており，特に十二指腸原発腺がんが増加傾向にあるとされる[2]。

　小腸腺がんは，先進国・高齢者・男性・そしてAfro-Caribbean系の人種における発症が多いとされる。そのリスク因子としては，クローン病や潰瘍性大腸炎などの炎症性腸疾患のほか，セリアック病などの消化管吸収障害，家族性大腸腺腫症（Familial Adenomatous Polyposis：FAP），ポイツイェガース症候群，リンチ症候群（Hereditary Non-Polyposis Colorectal Cancer：HNPCC）などの遺伝性疾患，囊胞性線維症，赤身肉／食塩／飽和脂肪酸の摂取，喫煙，肥満，などが知られている[1,2]。

　小腸腺がんは予後不良な疾患であり，治癒切除が得られた患者の5年生存割合は40-65%，非治癒切除となった患者の5年生存割合は15-30%と報告されている[1〜3]。各病期における5年生存割合（括弧内は全体に占める割合）は，Stage I（5%）：50-60%，Stage II（25-40%）：40-50%，Stage III（25-40%）：25-35%，Stage IV（30-40%）：3-5%であり，治癒切除が達成された場合でも，その大半が遠隔転移による再発をきたす[1〜3]。米国のNational Cancer Databaseによると，後述の如く有用性が示されていないにもかかわらず，小腸腺がんに対する術後化学療法の実施割合が，1985年から2005年の間で8%から24%と増加していることが示されており[4]，本疾患が悪性度の高い疾患として認識されていることを裏付けるデータである。

　小腸腺がんは同じ消化管由来の腺がんである胃がん・大腸がんのうち，組織学的に大腸がんに類似した腫瘍であるとされる[5,6]。これまで小腸腺がんを対象としたランダム化比較試験は実施されておらず，全病期において高いレベルのエビデンスに基づく標準治療は確立されていない。

切除不能・再発小腸腺がんの治療

　切除不能・再発小腸腺がんに対する標準治療は化学療法であり，6本の第II相試験[7〜12]と，2本の遡及的検討[13,14]の結果から，フルオロピリミジン＋オキサリプラチン療法が「みなし標準治療」と認識されており，本邦でも2018年9月に，FOLFOX（5-フルオロウラシル＋ロイコボリン＋オキサリプラチン）療法が，公知申請を経て切除不能・再発小腸腺がんに対しても適応拡大となったことは記憶に新しい。

　フルオロピリミジン＋オキサリプラチン療法が不応となった小腸腺がんについては推奨される治療は存在せず，胃がんや大腸がんに準じた治療が試されているが十分な有効性は示されていない[15〜17]。

切除可能小腸腺がんの治療

確たるエビデンスに基づく標準治療は存在しないが，局所に病巣が限局する切除可能小腸腺がん（Stage 0-III）に対しては，「病巣の切除」が主たる治療と考えられている。

Stage 0（TisN0）やT1aN0のStage Iに関しては，内視鏡的アプローチが可能な近位十二指腸原発腺がんであれば内視鏡的切除術（EMR/ESD）が行われ，内視鏡的アプローチが不可能な患者に対しては手術が行われるのが一般的である。小腸腺がんに対する内視鏡的切除術の適応については定まったものはなく，胃がんや大腸がんを参考に，患者ごとに適応が判断されている。

一方，T1b/T2N0のStage IやStage II/IIIに関しては，小腸腺がんは早期からリンパ節転移の頻度が高いと考えられていることから，「原発巣切除および原発巣近傍のリンパ節郭清」が一般的に行われている[18]。小腸腺がんの場合，所属リンパ節の定義はUICC-TNM分類に示されているが，リンパ節郭清の範囲に関する具体的な規準はないため，原発巣とその近傍のリンパ節（すべての所属リンパ節，またはその一部）を一括切除（en-bloc resection）するという手法が行われている[19]。こうした内視鏡治療の適応外となる切除可能小腸腺がんでは，治癒切除が達成された場合でも，その半数以上が遠隔転移再発をきたすと考えられているため，胃がんや大腸がんなどを参考とした術後化学療法による予後の改善に期待が寄せられている。

治癒切除後の術後化学療法についてもエビデンスに基づいた標準的な治療レジメンはなく，参考となるデータとしては数本の遡及的検討のみである[18〜23]。これまでの報告の結果の概要を表1に示す。総括すると，治癒切除後の小腸腺がんに対する術後化学療法の有用性については一定の見解は得られておらず，治療効果を裏付けるデータはないため，現時点では国内外を問わず「手術単独（原発巣切除および原発巣近傍のリンパ節郭清）」がみなし標準治療と考えられてい

表1 小腸腺がん治癒切除例への術後治療の有用性に関する，代表的な遡及的検討

文献	デザイン	症例数	術後治療レジメン	再発予防効果	生存期間延長効果
18	Review	54	Various agents (including CRT/RT)	Yes*1(DFS; HR=0.27, p=0.05)	No*2 (HR=0.47, p=0.23)
19	SCS (RPCI)	30	Various agents (including CRT)	-	Adj+: MST 56ヵ月 Adj-: MST 41ヵ月
20	SCS (Mayo)	65	Various agents (including CRT)	-	No (p=0.44) *3 Adj+: 5y-OS 39% Adj-: 5y-OS 36%
21	SCS (Canada)	60	Various agents (including CRT/RT)	Adj+: mTTP 9ヵ月 Adj-: mTTP 20ヵ月	Adj+: MST 22ヵ月 Adj-: MST 28.5ヵ月
22	SCS (Korea)	52	Various agents (chemotherapy only)	No*4 (RFS; HR=0.668, p=0.435)	No*4 (HR=0.615, p=0.319)
23	SCS (MDACC)	120	Various agents (chemotherapy only)	-	No (p=0.49) 詳細データ未掲載

DFS：Disease-free survival, RFS：Relapse-free survival, OS：Overall survival, HR：Hazard ratio, MST：median survival time, TTP：Time to progression, mTTP：Median TTP, SCS：Single centre series, MDACC：MD Anderson Cancer center, RPCI：Roswell Park Cancer Institute, CRT：Chemoradiotherapy, RT：Radiotherapy.

*1: Multivariate analysis. For high risk (positive lymph node ratio ≥ 10%) subset, adjuvant treatment + was not positive prognostic factor for DFS.

*2: Multivariate analysis. For high risk (positive lymph node ratio ≥ 10%) subset, adjuvant treatment + was positive prognostic factor for OS.

*3: For high risk (lymph node metastasis+) subset, adjuvant treatment+ was not associated with good OS.

*4: Multivariate analysis.

る。

術後化学療法の開発状況

上述の如く，切除可能小腸腺がんに対する術後化学療法の有効性は示されていないが，これまでの報告は「フルオロピリミジン単剤」による治療例が大部分を占める成績であり，切除不能・再発小腸腺がんに対し有効とされ，かつ同じ消化管由来の腺がんである胃がん・大腸がんの標準的な術後化学療法の一つである，フルオロピリミジン＋オキサリプラチン療法の効果については十分に検討されていない。

こうした背景から，世界的にも増加傾向にある小腸腺がんを対象とした術後化学療法に関するエビデンスの創出が必要と考えられ，BALLAD trial が発案された。本試験は，International Rare Cancer Initiative (IRCI) によって発案された global study である。IRCI は欧米の high volume center が中心となり，希少がんの治療開発を目的に組織したタスクフォースである。BALLAD trial の試験デザインは，2 回のランダム化が設けられており，手術単独群に対する術後化学療法群の優越性，および術後化学療法群におけるフルオロピリミジン単独群に対するフルオロピリミジン＋オキサリプラチン群の優越性，という 2 つの clinical question を検証するデザインとなっている。

本邦にも IRCI より日本臨床腫瘍研究グループ (JCOG) に共同研究の申し出があり，それぞれ独立した臨床試験として実施し，事後的に統合解析を行う共同研究が行われることになり，日本における臨床試験として JCOG1502C（J-BALLAD）が立案された[24]。本試験では，標準治療である手術単独群に対する，術後カペシタビン＋オキサリプラチン群の優越性を検証するデザインを採用している。また，カペシタビン・オキサリプラチンともに小腸腺がんの術後化学療法としては保険適用外の薬剤であるため，本試験は企業からの無償提供薬剤を用いて，先進医療 B 制度の下で実施されている。本試験は，2017 年 5 月より登録開始となり，現在も試験継続中である。

上記試験による，小腸腺がんの治療成績の向上に繋がる新たなエビデンスの創出に期待が寄せられている。

参考文献

1) Jemal A, Siegel R, Ward E. Cancer statistics, 2008. CA Cancer J Clin. 2008; 58: 71–96.
2) Bilimoria KY, Bentrem DJ, Wayne JD, et al: Small bowel cancer in the United States: Changes in epidemiology, treatment, and survival over the last 20 years. Ann Surg. 2009; 249: 63–71.
3) Overman MJ, Hu CY, Kopetz S, et al: A Population-Based Comparison of Adenocarcinoma of the Large and Small Intestine: Insights Into a Rare Disease. Ann Surg Oncol. 2012; 19: 1439-1445.
4) Bilimoria KY, Bentrem DJ, Wayne JD, et al: Small bowel cancer in the United States: Changes in epidemiology, treatment, and survival over the last 20 years. Ann Surg. 2009; 249: 63–71.
5) Overman MJ, Pozadzides J, Kopetz S, et al: Immunophenotype and molecular characterisation of adenocarcinoma of the small intestine. Br J Cancer. 2010; 102: 144-150.
6) Haan JC, Buffart TE, Eijk PP et al: Small bowel adenocarcinoma copy number profiles are more closely related to colorectal than to gastric cancers. Ann Oncol. 2012; 23: 367-374.
7) Gibson MK, Holcroft CA, Kbols LK et al: Phase II study of 5-fluorouracil, doxorubicin, and mitomycin C for metastatic small bowel adenocarcinoma. Oncologist. 2005 ; 10:132-137.
8) Overman MJ, Varadhachary GR, Kopetz S et al: Phase II study of capecitabine and oxaliplatin for advanced adenocarcinoma of the small bowel and ampulla of vater. J Clin Oncol. 2009; 27: 2598–2603.
9) Xiang XJ, Liu YW, Zhang L et al: A phase II study of modified FOLFOX as first-line chemotherapy in advanced small bowel adenocarcinoma. Anti-Cancer Drugs. 2012; 23: 561-566.
10) McWilliams RR, Foster NR, Mahoney MR, et al: North Central Cancer Treatment Group N0543 (Alliance): A phase 2 trial of pharmacogenetic-based dosing of irinotecan, oxaliplatin, and capecitabine as first-line therapy for patients with advanced small bowel adenocarcinoma. Cancer. 2017; 123: 3494-3501.
11) Horimatsu T, Nakayama N, Moriwaki T, et al: A phase II study of 5-fluorouracil/L-leucovorin/oxaliplatin (mFOLFOX6) in Japanese patients with metastatic or unresectable small bowel adenocarcinoma. Int J Clin Oncol. 2017; 22: 905-912.
12) Gulhati P, Raghav K, Shroff RT, et al: Bevacizumab combined with capecitabine and oxaliplatin in patients with advanced adenocarcinoma of the small bowel or ampulla of vater: A single-center, open-label, phase 2 study. Cancer. 2017; 123: 1011-1017.
13) Zaanan A, Costes L, Gauthier M et al: Chemotherapy of advanced small-bowel adenocarcinoma: a multicenter AGEO study. Ann Oncol. 2010; 21: 1786-1793.
14) Tsushima T, Taguri M, Honma Y et al: Multicenter retrospective study of 132 patients with unresectable small bowel adenocarcinoma treated with chemotherapy. The Oncologist. 2012; 17: 1163-1170.
15) Zaanan A, Gauthier M, Malka D et al: Second-line

chemotherapy with fluorouracil, leucovorin, and irinotecan (FOLFIRI regimen) in patients with advanced small bowel adenocarcinoma after failure of first-line platinum-based chemotherapy: a multicenter AGEO study. Cancer. 2011; 117: 1422-1428.

16) Gulhati P, Raghav K, Shroff R, et al: Phase II Study of Panitumumab in RAS Wild-Type Metastatic Adenocarcinoma of Small Bowel or Ampulla of Vater. Oncologist. 2018; 23: 277-e26.

17) Overman MJ, Adam L, Raghav K, et al: Phase II study of nab-paclitaxel in refractory small bowel adenocarcinoma and CpG island methylator phenotype (CIMP)-high colorectal cancer. Ann Oncol. 2018; 29: 139-144.

18) Overman MJ, Kopetz S, Lin E, et al: Is there a role for adjuvant therapy in resected adenocarcinoma of the small intestine? Acta Oncol. 2010; 49: 474-479.

19) Agrawal S, McCarron EC, Gibbs JF, et al: Surgical management and outcome in primary adenocarcinoma of the small bowel. Ann Surg Oncol. 2007; 14: 2263–2269.

20) Halfdanarson TR, McWilliams RR, Donohue JH, et al: A single-institution experience with 491 cases of small bowel adenocarcinoma. Am J Surg. 2010; 199: 797-803.

21) Fishman PN, Pond GR, Moore MJ, et al: Natural history and chemotherapy effectiveness for advanced adenocarcinoma of the small bowel: A retrospective review of 113 cases. Am J Clin Oncol 2006; 29: 225–231.

22) Koo DH, Yun SC, Hong YS et al: Adjuvant chemotherapy for small bowel adenocarcinoma after curative surgery. Oncology. 2011; 80: 208-213.

23) Dabaja BS, Suki D, Pro B, et al: Adenocarcinoma of the small bowel. Presentation, prognostic factors and outcome of 217 patients. Cancer. 2004; 101: 518-526.

24) Kitahara, H., Honma, Y., Ueno, M., et al: Randomized phase III trial of post-operative chemotherapy for patients with stage I/II/III small bowel adenocarcinoma (JCOG1502C, J-BALLAD). Jpn J Clin Oncol 2019; 49: 287–290

27 腹膜転移膵がんに対するS-1内服投与並びにパクリタキセル静脈内および腹腔内投与の併用療法（B54）

関西医科大学外科学講座　胆膵外科教授　里井　壯平
関西医科大学外科学講座　診療講師　　　山本　智文
関西医科大学外科学講座　主任教授　　　関本　貢嗣

先進医療技術の背景

　膵がん全体の5年生存率はおよそ5％に過ぎず致死率が高い最難治がんのひとつである。中でも腹膜転移患者は，腹痛や腹水貯留など多彩な随伴症状を呈し，標準的（全身）化学療法の継続が困難であり，生存期間中央値（Median survival time; MST）は6-7週間と極めて予後不良である[1,2]。われわれは画像上切除不能局所進行膵がんに対して審査腹腔鏡検査を導入した結果，そのおよそ40％に該当する他臓器転移のない腹膜転移患者は，標準治療後1年以内におよそ70％が腹水貯留，化学療法施行率の低下，予後不良であることを報告した[3]。Ishigamiらは，腹膜播種胃がん患者に対するS-1+PTX経静脈腹腔内投与併用療法の有用性を検証する第Ⅲ相試験を行った。OSの優越性を示すことはできなかったが，腹水中等量（骨盤腔外）未満の患者群において当該治療は有意にOSを延長することを報告した[4]。

　われわれは膵がんに対する当該治療の臨床効果を検証するために，多施設共同第Ⅱ相臨床試験を行った。腹膜転移膵がん患者33名に対して，奏効率36％，腹腔洗浄細胞診陰転化率55％，全生存期間中央値は16.3か月であった。さらに腹水細胞診の陰転化ならびに腹膜播種の肉眼的消失を確認したのちにConversion surgeryを8例（24％）に施行し，そのMSTは26カ月に到達したことを報告した[5]。さらに，自験例の腹膜転移膵がん患者49名を対象（当該治療20名 vs. 全身化学療法29名）に治療成績を比較したところ，前者では治療継続期間が長く（9 vs. 6カ月），1年以内の腹水貯留率（25 vs. 62％）が低く，MSTが有意に延長（20 vs. 10カ月）しており，20名中6名にConversion surgeryを施行しえた[6]。当該治療は腹膜病変の制御だけでなく原発巣の縮小による切除率の向上と予後の延長が期待される。

　PTXは膵がんに対して保険適用外薬品であり，腹腔内投与は保険外適用の投与方法であるために，2017年に先進医療の承認を得た（（先-269）第3号）。そこで，今回，他臓器遠隔転移のない腹膜転移膵がん患者を対象に，Gemcitabine+nab PTXを対照群（90名），S-1+PTX経静脈・腹腔内投与併用療法を治療群（90名）とした多施設共同無作化比較第Ⅲ相試験を計画した。当該臨床研究は，特定研究として承認されている（2018年12月14日，CRB5180004）。

プロトコルの概要目的

目的

　審査腹腔鏡もしくは開腹術（バイパス術など）にて，他臓器転移のない腹膜転移（腹腔洗浄細胞診陽性もしくは腹膜播種あり）を有する膵がん患者に対して，S-1 + PTX経静脈・腹腔内投与併用療法と標準治療であるGemcitabine+nab-paclitaxel併用療法の生存期間，症状緩和効果ならびに安全性を比較する。

方法

●<u>試験群：S-1+PTX経静脈・腹腔内投与併用療法</u>
治療開始後21日間を1コースとし，S-1は80mg/m²を14日間内服，7日間休薬。パクリタキセルは第1, 8日目に50mg/m²を経静脈投与，20mg/m²を腹腔内投与。1週間休薬後コースを繰り返す。

●対照群：Gemcitabine +nab-PTX
治療開始後28日間を1コースとし，Gemcitabineは1,000mg/m²/週ならびにnab-PTXは125mg/m²/週を第1, 8, 15日目に投与して1週間休薬後コースを繰り返す。
●主要評価項目：全生存期間
●副次評価項目：奏効率（腹水・腹腔洗浄細胞診で評価），症状緩和効果（腹水消失率，腸閉塞出現率），切除率，治療薬用量強度，無増悪生存期，治療群の腹腔洗浄細胞診陰性化率，腫瘍マーカー減少率，安全性
●ランダム割付と割付調整因子（図1）
　データセンターでの中央登録方式により，ランダム割付を行う。以下の割り付け調整因子を用いた最小化法により，研究対象者の治療を試験群：対照群＝1：1の比で動的割付する。
【割り付け調整因子】
・施設
・腹膜播種病変の有無
・原発巣の切除性分類
● 予定試験期間及び予定症例数の設定根拠：
　対照群である遠隔転移を有する膵がん患者の生存期間中央値（MST）を9.0カ月，プロトコル治療のMSTを14カ月と想定したもとで，指数分布を想定するときハザード比は0.643になる。登録期間3年，観察期間1.5年と設定したもとで，有意水準 α =0.05のもとで検出力 $1-\beta$ が0.8以上となる必要最小例数は，対照群85名，試験群85名である。目標症例数を各90名で合計180名とした。
● 対象の適格基準と除外基準（図1）
適格基準（抜粋）
1) 組織ならびに細胞学的に浸潤性膵管がんと診断される，もしくは審査腹腔鏡検査や開腹手術にて腹膜転移（腹膜播種や腹水細胞診もしくは腹腔洗浄細胞診陽性）が診断される

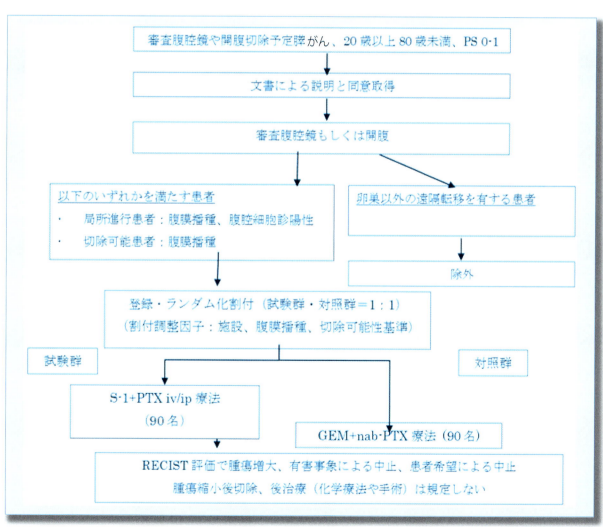

図1　試験のデザイン

2) 前化学療法を受けていない。もしくは前化学療法の期間が2カ月未満であり，治療開始後に明らかな腫瘍の進行や重篤な有害事象を認めていない
3) PS（ECOG分類）が0〜1の患者

除外基準（抜粋）
1) 卵巣以外の遠隔転移患者
2) 原発巣が切除可能である，腹水や腹腔洗浄細胞診陽性患者
3) 多量の（症状緩和のためのドレナージを必要とする）腹水貯留患者
4) 以下のいずれかに該当する消化管への直接浸潤所見を認める患者
   a) 上部消化管内視鏡検査にて胃や十二指腸への粘膜浸潤所見
   b) CT等の画像所見にて内腔に突出する消化管浸潤所見，など

● 参加施設（30施設）
鹿児島大学，東京医科大学，東邦大学大橋病院，東北大学，新東京病院，名古屋大学，広島大学，北海道大学，奈良県立医科大学，和歌山県立医科大学，愛媛大学，自治医科大学，大阪国際がんセンター，近畿大学，神戸大学，札幌医科大学，東京医科歯科大学，横浜市立大学，徳島大学，熊本大学，島根大学，東京医科大学，順天堂大学，富山大学，滋賀医科大学，大阪市立大学，九州大学，群馬大学，弘前大学，関西医科大学

進歩状況

現時点で本研究は未実施である。S-1, PTX, GEMはすべてジェネリック医薬品に該当するため廉価に使用可能である一方，製薬会社主導の治験が行われない環境となっている。特定研究を行うべく資金獲得の目途がたっておらず，今後，競争的資金や民間資金を獲得次第，試験を開始する予定である。

将来展望

本研究結果に基づいて，現在保険適用外である膵がん患者へのPTX製剤の使用ならびに腹腔内投与の薬事承認申請を行い保険収載の道を探索する予定である。

参考文献

1) Thomassen I, Lemmens VE, Nienhuijs SW, et al: Incidence, prognosis, and possible treatment strategies of peritoneal carcinomatosis of pancreatic origin: a population-based study. Pancreas. 2013;42:72-75.
2) Takahara N, Isayama H, Nakai Y, et al: Pancreatic cancer with malignant ascites. Pancreas. 2015, 44: 380–385.
3) Satoi S, Yanagimoto H, Yamamoto T, et al: A clinical role of staging laparoscopy in patients with radiographically defined locally advanced pancreatic cancer. World J Surg Oncol. 2016;14:14. doi: 10.1186/s12957-016-0767-y.
4) Ishigami H, Fujiwara Y, Fukushima R, et al: Phase III Trial Comparing Intraperitoneal and Intravenous Paclitaxel Plus S-1 Versus Cisplatin Plus S-1 in Patients With Gastric Cancer With Peritoneal Metastasis: PHOENIX-GC Trial: J Clin Oncol. 2018;36:1922-1929.
5) Satoi S, Fujii T, Yanagimoto H, et al: Multicenter Phase II Study of Intravenous and Intraperitoneal Paclitaxel With S-1 for Pancreatic Ductal Adenocarcinoma Patients With Peritoneal Metastasis. Ann Surg. 2017, 265:397-401.
6) Satoi S, Yanagimoto H, Yamamoto T, et al: Survival benefit of intravenous and intraperitoneal paclitaxel with S-1 in pancreatic ductal adenocarcinoma patients with peritoneal metastasis: a retrospective study in a single institution. J Hepatobiliary Pancreat Sci. 2017;24:289-296.

がん先進医療の最前線

28 S-1内服投与、シスプラチン静脈内投与およびパクリタキセル腹腔内投与の併用療法　腹膜播種を伴う初発の胃がん　（B55）

名古屋大学医学部附属病院　消化器外科2　病院講師　**小林　大介**
名古屋大学医学部附属病院　消化器外科2　教授　**小寺　泰弘**

先進医療技術の背景

　切除不能進行・再発胃がんに対する化学療法は，最近の進歩により高い腫瘍縮小効果を実現できるようになり，がんの進行に伴う臨床症状発現時期の遅延および生存期間の延長を目標として，第一に考慮されるべき治療法とされている[1]。S-1は第Ⅱ相試験において奏効率45%という成績を示し[2]，胃がん化学療法における中心的薬剤となっている。S-1＋シスプラチン（CDDP）併用療法をS-1単剤と比較する第Ⅲ相試験では，S-1+CDDP併用療法はMST 13.0カ月という成績を示し，S-1単剤に対する優越性が証明され[3]，本邦ではS-1+CDDP併用療法が切除不能進行・再発胃がんに対する標準治療の一つと考えられている[1]。

　腹膜播種は胃がんにおいて最も頻度の高い進展形式であり，患者の予後を規定する重大な因子である。また，その進行に伴って腹水貯留，消化管閉塞，水腎症などをきたし，患者のQOLを著しく低下させる。手術による根治は不可能であり，切除不能進行・再発胃がん全般に対する標準治療であるフッ化ピリミジンとプラチナ系薬剤の併用療法が第一選択として行われる。

　パクリタキセル（PTX）は腹膜播種をきたす割合が多い，組織型が未分化型の胃がんに対する奏効率が高いという特徴を有する[4]。経静脈投与でも腹水中への移行が良好であり，腹膜播種に対する治療効果が報告されているが[5]，さらに腹水中濃度を上げ腹膜播種に対する効果を増強させることを目的として腹腔内投与が開発された[6]。PTXは脂溶性で分子量が大きいという特性により，腹腔内投与後にはリンパ系から緩徐に吸収されるため，経静脈投与後と比べて遥かに高い腹水中濃度が長時間にわたって維持され[7]，腹膜播種に対する治療効果が高いことが予想される。また，腹腔内投与後の血中濃度の上昇は軽微であるため[6]，全身化学療法と安全に併用可能と考えられる。

　腹膜播種を伴う胃がんに対して，本邦よりPTX腹腔内投与の有効性が報告されてきた。東京大学医学部附属病院では，2006年より腹膜播種を伴う胃がんを対象に，S-1+PTX経静脈・腹腔内投与併用療法の臨床試験が施行され[8]，第Ⅱ相試験では1年全生存率78%，奏効率56%の治療成績であり，腹水量の減少を62%，腹水細胞診陰性化を86%に認めた。また，腹膜播種による腸管狭窄の改善を83%，水腎症の改善を67%に認めた。本療法は2009年に高度医療に承認され，肉眼的腹膜播種陽性症例を対象として第Ⅱ相試験が実施され，1年全生存率77%と先行する試験と同等の成績が得られた[9]。2011年より本療法とS-1+CDDP併用療法を比較する第Ⅲ相試験が実施され，最大の解析対象集団における主解析では全生存期間における優越性は示せなかったものの（層別ログランク検定 p=0.08，HR 0.72，95% CI 0.49-1.04），腹水量を調整した感度解析では本療法の有効性が示唆された（HR 0.59，95% CI 0.39-0.87，p=0.0079）[10]。主な有害事象は，好中球減少（50%），白血球減少（25%），貧血（13%），食欲不振（10%），下痢（9%），疲労（8%）であり，治療関連死亡は認めなかった。

　以上の臨床試験の結果より，PTX腹腔内投与と全身化学療法の併用は腹膜播種を伴う胃がん症例の

QOLの改善や生存期間の延長をもたらすことが示唆された。しかし，腹腔内投与による腹膜播種の長期にわたる制御が可能となった一方で，原発巣や他臓器転移の制御には限界があり，これらが予後を規定することも少なくないことが明らかとなった。更なる生存期間延長のために，より強力な全身化学療法をPTX腹腔内投与と併用するレジメンの開発が必要と考えられる。2006年にS-1+PTX経静脈・腹腔内投与併用療法が考案された時点では，複数のS-1併用レジメンが標準治療の候補と考えられていたが，その後の臨床試験結果に基づき，現行の胃がん治療ガイドラインにおいてS-1+CDDP併用療法が切除不能進行・再発胃がんに対する推奨度Aの標準治療となっている。また，PTX経静脈投与は現在，二次治療で使用すべき薬剤であり，一次治療としてPTX腹腔内投与を行う際には一次治療の選択枝の一つとされているS-1+CDDP療法に併用するのが自然である。S-1+CDDP療法とPTX腹腔内投与との併用は，より高い治療効果と汎用性が期待されるため，第Ⅰ相試験を実施し，推奨投与量を決定するとともに特段の有害事象の増強なく上乗せ効果が得られる感触も得られたため，有効性と安全性の評価を行う目的で第Ⅱ相試験を計画した。

プロトコールの概要

本試験は腹膜播種を伴う胃がんを対象として，S-1／CDDP＋PTX腹腔内投与併用療法を施行し，安全性および有効性の評価を行うことを目的とする。切除不能進行・再発胃がんに対する標準治療にPTX腹腔内投与を併用することにより，有害事象を増強せずに治療の上乗せ効果が得られることが期待される。

対象は，肉眼的腹膜播種を伴い，腹膜播種以外の遠隔転移がない，年齢20歳以上75歳未満，全身状態および主要臓器機能が保たれている初発胃がん症例で，腹腔内化学療法研究会における多施設共同第Ⅱ相試験として行う。主要評価項目は1年全生存割合であり，登録日から1年の時点における全生存割合をKaplan-Meier法により算出する。副次的評価項目は無増悪生存期間，治療成功期間，奏功割合，腹腔洗浄細胞診陰性化割合，有害事象発現状況および2年全生存割合である。S-1+CDDP併用療法の第Ⅲ相試験の成績を基に1年生存割合の閾値を54％，本療法の第Ⅰ相試験における成績およびS-1+PTX経静脈・腹腔内投与併用療法とS-1+CDDP療法を比較する第Ⅲ相試験の成績を参考に期待値を73％とした。登録期間を1年，追跡期間を登録終了後2年，有意水準を両側5％，検出力を80％とした場合，必要な症例数はSWOG One Sample Nonparametric Survival Program (http://www.swogstat.org/statoolsout.html Biometrics 38,29-41,1982) により43例と推計された。患者の途中脱落を考慮して，登録症例数は50例に設定した。なお，保険適応外使用であるPTX腹腔内投与は先進医療として行われ，PTXおよび腹腔内投与に関連する医療材料などの費用は患者の自己負担となる。

治療プロトコールは，35日を1コースとし，S-1は標準量（80mg/m2）を21日間内服し，14日間休薬する。CDDPは第8日目に60mg/m2を経静脈投与する。PTXは第1,8,22日目に20mg/m2を腹腔内投与する。選択基準を満たし除外基準に該当しないことを確認した上で症例登録を行う。審査腹腔鏡を施行し，腹膜播種の存在と程度を確認した後，腹腔ポートを留置する。術後7日目を目安に化学療法を開始する。腫瘍の進行や治療継続を妨げる有害事象の発生が確認されるまで治療を継続する。

進捗状況

先進医療Bにおける臨床試験にて申請者らの施設を含む多施設共同試験として「S-1内服投与，シスプラチン静脈内投与及びパクリタキセル腹腔内投与の併用療法」が2017年3月に大臣告示となり，2017年4月より症例登録を開始した。2018年4月26日時点で53例の二次登録数（17施設）にて登録完了となり，現在試験治療を継続中である。

参考文献

1) 胃がん治療ガイドライン医師用 2018年1月改訂（第5版）
2) Koizumi W, Kurihara M, Nakano S et al: Phase II study of S-1, a novel oral derivative of 5-fluorouracil, in advanced gastric cancer. Oncology 2000; 58: 191-197.
3) Koizumi W, Narahara H, Hara T et al: S-1 plus cisplatin versus S-1 alone for first-line treatment of advanced gastric cancer (SPIRITS trial) : a phase III trial: Lancet Oncol 2008; 9: 215-221.
4) Yamada Y, Shirao K, Ohtsu A et al: Phase II trial of paclitaxel by three-hour infusion for advanced gastric cancer with short premedication for prophylaxis against paclitaxel-associated hypersensitivity reactions. Ann Oncol 2001; 12: 1133-1137.
5) Kobayashi M, Sakamoto J, Namikawa T et al:

Pharmacokinetic study of paclitaxel in malignant ascites from advanced gastric cancer patients. World J Gastroenterol 2006; 12: 1412-1415.
6) Markman M, Rowinsky E, Hakes T et al: Phase I trial of intraperitoneal taxol: a Gynecoloic Oncology Group study. J Clin Oncol 1992; 10: 1485-1491.
7) 伏田幸夫, 藤田秀人, 木南伸一 胃がん腹膜播種における腹腔内化学療法の有用性と新規抗がん剤の貢献度. がんと化学療法 2005;32:1691-1694.
8) Ishigami H, Kitayama J, Kaisaki S et al: Phase II study of weekly intravenous and intraperitoneal paclitaxel combined with S-1 for advanced gastric cancer with peritoneal metastasis. Ann Oncol. 2010; 21: 67–70.
9) Yamaguchi H, Kitayama J, Ishigami H et al: A phase 2 trial of intravenous and intraperitoneal paclitaxel combined with S-1 for treatment of gastric cancer with macroscopic peritoneal metastasis. Cancer. 2013; 119: 3354-3358.
10) Ishigami H, Fujiwara Y, Fukushima R et al: Phase III Trial Comparing Intraperitoneal and IntravenousPaclitaxel Plus S-1 Versus Cisplatin Plus S-1 in Patients with Gastric Cancer with Peritoneal Metastasis: PHOENIX-GC Trial: J Clin Oncol. 2018; 36: 1922-1929.

陽子線治療　根治切除が可能な肝細胞がん（B56）

国立がん研究センター東病院　放射線治療科　科長　秋元　哲夫

先進医療技術の背景

　肝細胞がんの根治的治療方法には以下のようなさまざまな局所療法がある。1）外科的切除，2）肝移植，3）肝動脈化学塞栓療法（Transcatheter arterial chemoembolization：TACE），4）経皮的エタノール注入療法（Percutaneous ethanol injection therapy：PEIT），5）ラジオ波熱凝固療法（radiofrequency ablation：RFA），6）放射線治療，および7）動注化学療法。手術可能な肝細胞に対しては，外科的切除が標準治療であるが，肝機能や病巣の進展範囲や大きさなどから，外科的切除が可能な肝細胞がんは全肝細胞がんの10～30％とされる。外科的切除後の生存率は30～60％，手術関連死亡は5％程度とされている[1]。放射線治療は，肝細胞がんの治療アルゴリズムにおいても他の治療方法が適応とならない病態に対する局所療法の一つとして位置づけられ，長期的な治療成績やエビデンスレベルの高いデータがないことから，切除可能肝細胞がんを含めて積極的には行われてこなかった。

　その背景には，従来の放射線治療では肝臓の耐容線量と腫瘍の制御線量に乖離があり，腫瘍の制御に必要な線量が十分投与できないことも大きな要因であった。しかし，近年の放射線治療技術の進歩で腫瘍に対する線量集中性が飛躍的に向上し，正常組織への線量を低く抑えたまま腫瘍へ高い線量を照射することが可能となってきた。その中で，粒子線治療はその線量分布の特性から，X線による放射線治療に先駆けて肝細胞がんに対する根治的治療として適応され，高い局所制御率も報告されている[2～4]。陽子線治療を含む粒子線治療は先進医療として実施されてきたが，2016年4月に小児がんに対する陽子線治療，切除不適骨軟部腫瘍に対する重粒子線治療が保険収載され，2018年4月には頭頸部癌（鼻腔を除く非扁平上皮がん），局所限局性前立腺がんが陽子線治療と重粒子線で共に保険収載された。肝細胞がんを含むその他の疾患に対する粒子線治療は現在も先進医療として実施されている。本稿では，肝細胞がん，特に切除可能肝細胞がんに対する陽子線治療で現在実施中の先進医療B制度下の臨床試験（JCOG1351C試験）について記載する。

プロトコールの概要

　JCOG1315C（略称：Surgery vs. Proton beam therapy Intergroup study, SPRING study，研究代表者；秋元哲夫）は切除可能な肝細胞がんを対象とし，通常の放射線（X線）よりも線量集中性が優れている陽子線治療と標準治療である肝切除の治療成績を比較し，全生存期間において陽子線治療が外科的切除に対して，劣らないことを検証する試験である（非劣性試験）。日本臨床腫瘍研究グループ（略称：Japan Clinical Oncology Group, JCOG）において2017年6月から登録を開始した。JCOG1315Cは先進医療Bとして，その結果により診療ガイドラインへの収載，標準治療としての位置付け，保険収載を目指す。

　JCOG1315Cの骨格を図1に示す。試験対象は，切除可能な初発，単発結節型，腫瘍最大径が3-12cmの肝細胞がんを対象としている。肝機能は，Child-Pugh 5点で，肝切除は適応できるが，ラジオ波焼灼治療

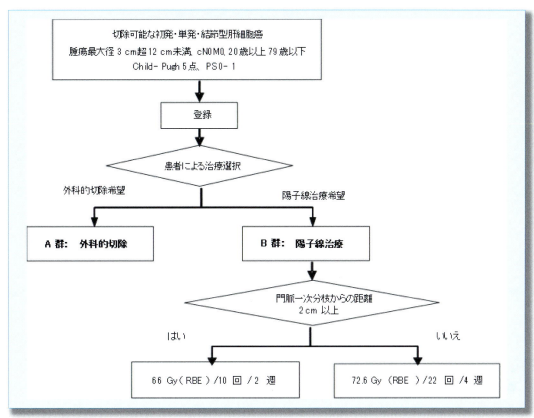

図1　JCOG1315C試験の概略図

（RFA）の適応にはならない対象である。治療方法選択はそれぞれの治療方法の費用や保険収載の有無の違いから非ランダム化同時対照試験の形を採用し患者自身が選択する。それぞれの治療の疾患の背景，社会的背景の相違が治療成績に影響を及ぼすことを避けるために，両治療群の患者背景因子から傾向スコアを推定し，傾向スコアで患者背景因子を調整した全生存期間を比較する。傾向スコアの推定には，肝細胞がんの代表的な予後因子であるTNM病期分類（UICC-TNM），Child-Pugh分類，AFP値，性別，年齢，腫瘍径，ICG15分停滞率，ウイルス性肝炎，世帯年収，就業状況，先進医療特約を含む医療保険への加入の有無を因子として含めた。この試験では陽子線治療は先進医療ではあるが，比較対象の標準治療である非劣性試験であることを考慮して外科切除術と同等の額として160万円と設定した。外科的切除は保険診療として行われるため，治療費のおよそ3割の負担となるが，陽子線治療については全額，支払う必要がある。陽子線治療群の線量とその分割回数については，病巣の部位によって，10回，66Gyの治療（肝門近傍の腫瘍）と，22回，72.6Gyの治療（肝辺縁）の2種類を選択して行う。これは肝門近傍の腫瘍における肝門部胆管の障害のリスクを減らすために，1回線量を減らして治療するためである。

　試験のプライマリーエンドポイントは全生存期間で，外科的切除に対して陽子線治療の全生存期間で劣っていないことを検証する。セカンダリーエンドポイントとして，無増悪生存期間，増悪形式，有害事象発生割合，Grade3以上の急性期（治療開始後90日以内）非血液毒性発生割合，Grade3以上の晩期（治療開始後91日以降）有害反応発生割合，重篤な有害事象（有害反応）発生割合，治療1年，3年，5年後のChild-Pugh分類，医療費，QOL非悪化割合，質調整生存年，増分費用効果比が調査される。

　JCOG1315Cでは，標準治療である外科的切除に対し，陽子線治療のほうが侵襲や負担が少ないという前提で，陽子線治療を標準治療とすることを目指している。表1に陽子線治療と外科的切除の利点と欠点を示す。有害事象の頻度などからは，陽子線治療が外科切除に比較して低侵襲治療と考えられるが，共通する指標で両者を正確に比較することが必須である。そのためCTC-AEの分類，尺度に基づいた有害事象の評

表1 外科切除と陽子線治療の比較

	肝切除	陽子線治療（切除不能例を含む）
局所制御効果	100%	90%（3年）
治療関連死亡	周術期死亡割合（0.7%）	0%
急性期有害事象※ （非血液毒性）	Clavien-Dindo分類 Grade III以上の全合併症 9-13%[2] ・腹水（Grade III以上）3.1%[2] ・胆汁漏（Grade III以上）2.3%[2] ・肝不全（Grade III以上）1.8%[2] ・胸水（Grade III以上）1.3%[2]	放射線皮膚炎 Grade 3（0.8%）[3]
晩期有害事象※ （非血液毒性）	発生割合は不明だが稀と考えられる	肺臓炎 Grade 3*（2%）[4] 放射線皮膚炎 Grade 3（0.4%）[3] 消化管出血, 穿孔 Grade 3（1%）[3]
治療期間	入院 13-16日[2]	治療期間（通院可）12－32日
経済的負担	公的保険対象, 高額医療負担対象	先進医療のため自己負担 160万円

価, Child-Pugh分類の変化のデータやQOLの変化なども評価する。また陽子線治療の費用対効果についても, 医療費, QOL評価を基にした質調整生存年, 増分費用効果比の指標を用いて調査する。

JCOG1315Cの予定登録患者数は290人であり, 登録期間6.5年, 追跡期間5年である。

試験実施体制と進捗

JCOG1315C試験はJCOG肝胆膵グループ（18施設）と放射線治療グループ（6施設）の共同研究として, 2017年6月19日より登録が開始されている。試験実施を含めた研究開発は日本医療開発機構研究開発費 革新的がん医療実用化研究事業「切除可能肝細胞癌に対する陽子線治療と外科的切除の非ランダム化比較同時対照試験」の支援を得ている。上記のように先進医療B制度下で行われているが, これまで先進医療B試験では, 原則, 優越性試験であることが求められていたが, JCOG1315Cでは, プライマリーエンドポイントで有効性の非劣性が証明できるだけでなく, セカンダリーエンドポイントで低侵襲性における「陽子線治療の優越性」が証明された場合に限り, 本試験の結果が保険収載の材料となり得るデザインとして承認されている。平成31年4月25日の現在の登録例は25例（陽子線治療；10例, 外科切除；15例）である。

参考文献

1) Takahara T, Wakabayashi G, Beppu T et al: Long-term and perioperative outcomes of laparoscopic versus open liver resection for hepatocellular carcinoma with propensity score matching: a multi-institutional Japanese study. J Hepatobiliary Pancreat Sci. 2015;22(10):721-727
2) Chiba T, Tokuue K, Matsuzaki Y, et al: Proton beam therapy for hepatocellular carcinoma: a retrospective review of 162 patients. Clin Cancer Res. 2005;11(10):3799-3805
3) Mizumoto M Okumura T, Hashimoto T, et al: Proton beam therapy for hepatocellular carcinoma: a comparison of three treatment protocols. Int J Radiat Oncol Biol Phys. 2010;81(4):1039-1045
4) Fukumitsu N, Sugahara S, Nakayama H, et al: A prospective study of hypofractionated proton beam therapy for patients with hepatocellular carcinoma. Int J Radiat Oncol Biol Phys. 2009;74(3):831-836

30 高リスク神経芽腫に対する ¹³¹I-MIBG 内照射療法（B57）

がん先進医療の最前線

金沢大学附属病院　核医学診療科　助教　若林　大志
金沢大学附属病院　核医学診療科　助教　稲木　杏吏
金沢大学附属病院　核医学診療科　講師　萱野　大樹
金沢大学　医薬保健研究域医学系　教授　絹谷　清剛

はじめに

高リスク神経芽腫に対する高用量 ¹³¹I-metaiodobenzylguanidine（MIBG）治療が 2017 年より先進医療 B として実施されている。¹³¹I-MIBG の腫瘍集積は極めて選択的かつ特異的であり，手術不可能あるいは遠隔転移や局所再発を来した神経芽腫の治療として，¹³¹I-MIBG による内照射療法が行われる。本稿では先進医療 B として実施されている ¹³¹I-MIBG 治療の現況を紹介する。

背景

1　放射性同位元素内用療法

放射性同位元素内用療法（以下 RI 内用療法）は，RI を組み込んだ薬剤を経静脈的に投与し，標的悪性腫瘍に対して体内での放射線照射により治療効果をもたらす放射線治療の 1 種である。広範囲に転移した悪性腫瘍などでも病巣へ選択的に RI を取り込ませることで全身の治療が可能である。

2　¹³¹I-MIBG 治療

MIBG はカテコールアミンの 1 種であるノルアドレナリンと構造が類似しているためノルアドレナリンと同様の挙動（取り込み，貯蔵，放出）を示し，ノルアドレナリン摂取能を持つ神経内分泌細胞に取り込まれる。¹³¹I-MIBG 治療は RI 内用療法の一つであり神経内分泌腫瘍に対する治療法として，1980 年代より米国で ¹³¹I-MIBG 治療応用が開始された。

3　日本における ¹³¹I-MIBG

¹³¹I-MIBG は国内未承認・未製造であったため，厚生労働省未承認・適用外薬検討会議において，¹³¹I-MIBG による放射線内照射療法は「医療上の必要性の高い未承認・適用外の抗がん剤治療」に指定された。2019 年 3 月現在，¹³¹I-MIBG は国内では供給されておらず，先進医療 B では海外承認製剤を用いて実施されている。しかしながら，2017 年 11 月より開始された難治性褐色細胞腫を対象とした企業治験では，国内製造の ¹³¹I-MIBG が用いられている。

4　神経芽腫に対する ¹³¹I-MIBG の抗腫瘍効果

神経芽腫は，病期分類，診断時年齢，腫瘍の生物学的特性などに基づき低・中間・高リスク群に分類されている。初発高リスク群や再発神経芽腫は非常に予後不良であり，¹³¹I-MIBG 治療を含め標準的治療は未だ確立されていない現状である。

¹³¹I-MIBG 単独の治療について，米国では 1990 年代前半より難治性神経芽腫の患者を対象とした 96 〜 673（MBq/kg）の範囲での用量漸増試験が実施されており[1]，403（MBq/kg）以上の投与量で奏効例が見られた。その後，造血幹細胞が凍結保存されていない患者群には ¹³¹I-MIBG（444MBq/kg）を，造血幹細胞が凍結保存されている患者群に対してはさらに増量した 666MBq/kg を投与する第 II 相試験で，より高用量での有用性が報告された[2,3]。¹³¹I-MIBG 治療ではより高い効果を期待し高用量を用いると重度の血液毒性を生じてしばしば骨髄救済が必要となることから，神経芽腫の強化療法である大量化学療法との併用が研究されるようになった。米国では初発の治療抵抗性神

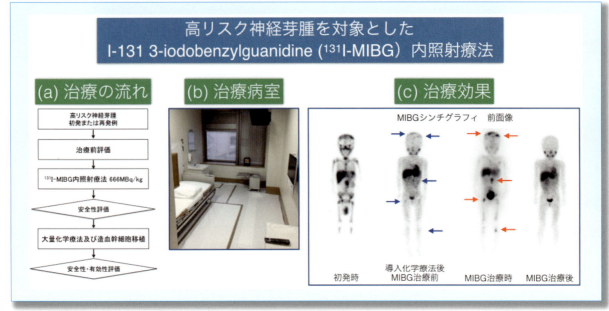

図1　神経芽腫に対する ¹³¹I-MIBG 治療
(a) 治療フローチャートを示す。(b) 患者以外の放射線被ばくを避けるため，放射線管理区域内の治療病室にて治療を実施する（金沢大学附属病院の治療病室）。(c) 高リスク神経芽腫に ¹³¹I-MIBG 内照射療法を行った症例。治療前に確認した ¹²³I-MIBG の集積部位＝病変（青矢印）へ ¹³¹I-MIBG が集積する。治療後に ¹²³I-MIBG シンチグラフィで病変への集積低下を確認することで治療後の効果判定も行える。¹³¹I-MIBG 治療前に確認した ¹²³I-MIBG の集積部位＝病変（青矢印）へ ¹³¹I-MIBG（赤矢印）が集積する。治療後に ¹²³I-MIBG の集積低下を確認することで治療後の効果判定も行える。

経芽腫患者24名を対象に ¹³¹I-MIBG の化学療法併用第1相用量漸増試験（¹³¹I-MIBG と MEC：メルファラン，エトポシド，カルボプラチンの併用）が実施され[4]，非血液の用量制限毒性は全50症例中6例にとどまり，¹³¹I-MIBG と MEC 療法との併用は許容されると結論付けられた。

最近の動向としては，高リスク群神経芽腫の全初発症例を対象に臨床的最大投与量666MBq/kgの ¹³¹I-MIBG を大量化学療法（BuMel 療法：ブスルファンとメルファラン）と併用療する臨床試験が実施され，強化療法への採用が検討されている。

先進医療 B での ¹³¹I-MIBG 治療

¹²³I-MIBG 集積陽性の初発及び再発高リスク群神経芽腫症例を対象として，大量 ¹³¹I-MIBG 治療（666MBq/kg）を大量化学療法，造血幹細胞移植前に投与し安全性と有効性の検証を行なっている（図1）。大量化学療法を ¹³¹I-MIBG 治療直後に行うことで，両療法に対する造血幹細胞移植を一度で済ませることができる。主要評価項目は制限毒性，副次評価項目は有害事象および有害反応の種類と頻度，造血幹細胞移植後の生着率，奏功率，全生存期間，無増悪生存期間である。

進捗状況

¹³¹I-MIBG 治療は放射線管理区域での管理が必要となるため金沢大学附属病院のみで行われている。目標症例数は希少疾患であるため6から8例と設定した。2019年3月までに6例の登録を終了しており，2019年度に2例の治療を行う予定である。

文献

1) Matthay, K. K. *et al*: Phase I dose escalation of 131I-metaiodobenzylguanidine with autologous bone marrow support in refractory neuroblastoma. *J Clin Oncol* 16, 229-236, 1998.
2) DuBois, S. G. *et al*: Hematologic toxicity of high-dose iodine-131-metaiodobenzylguanidine therapy for advanced neuroblastoma. *J Clin Oncol* 22, 2452-2460, 2004.
3) Matthay, K. K. *et al*: Phase II study on the effect of disease sites, age, and prior therapy on response to iodine-131-metaiodobenzylguanidine therapy in refractory neuroblastoma. *J Clin Oncol* 25, 1054-1060, 2007.
4) Matthay, K. K. *et al*: Phase I dose escalation of iodine-131-metaiodobenzylguanidine with myeloablative chemotherapy and autologous stem-cell transplantation in refractory neuroblastoma: a new approaches to Neuroblastoma Therapy Consortium Study. *J Clin Oncol* 24, 500-506, 2006.

31 ニボルマブ静脈内投与およびドセタキセル静脈内投与の併用療法　進行再発非小細胞肺がん（B60）

がん先進医療の最前線

横浜市立市民病院　呼吸器内科　部長　下川　恒生
横浜市立市民病院　呼吸器内科　部長　中村有希子
横浜市立市民病院　呼吸器内科　科長　岡本　浩明
千葉大学医学部附属病院　腫瘍内科　教授　滝口　裕一

進行・再発非小細胞肺がんに対する治療

　従来，プラチナ製剤を含む治療後の非小細胞肺がん再発例に対する標準治療はdocetaxel（DTX）であった[1,2]。しかし，近年，プラチナ製剤を含む化学療法無効または奏効後に再発した非小細胞肺がん患者を対象としたnivolumab（NIV）の第Ⅲ相試験が報告されている。1つは扁平上皮がんを対象としたDTX（75 mg/m^2）（3週毎）vs NIV（3 mg/kg）（2週毎）の比較試験（CheckMate017）において，主要評価項目である生存期間中央値がNIV群9.2カ月 vs DTX群6.0カ月（HR：0.59，p<0.001）と統計学的有意差を認め，副次評価項目である無増悪生存期間においてもNIV群3.5カ月 vs DTX群2.8カ月（HR：0.62，p<0.001），奏効割合 NIV群20% vs DTX群9%（p=0.008）と統計学的有意差をもってNIV群が有意に良好であった[3]。また，非扁平上皮がんを対象としたDTX（75 mg/m^2）（3週毎）vs NIV（3 mg/kg）（2週毎）の比較試験（CheckMate057）において，主要評価項目である生存期間中央値がNIV群12.2カ月 vs DTX群9.4カ月（HR：0.73，p=0.0015）と統計学的有意差を認めNIV群が有意に良好であった。副次評価項目である無増悪生存期間では統計学的有意差を認めなかったが，奏効割合はNIV群19% vs DTX群12%（p=0.02）と統計学的有意差をもってNIV群が有意に良好であった[4]。これらの結果から，プラチナ製剤を含む治療後の不応ないし再発例に対する非小細胞がんの化学療法としては従来のDTXに代わって，NIV3 mg/kgが標準治療として確立された（その後240mg/bodyへ用法・用量が変更された）。なお，本邦における非小細胞肺がんに対するDTXの承認用量は60 mg/m^{2}であるが，日本人における60 mg/m^{2}のデータは欧米の75 mg/m^{2}のデータと有効性，安全性ともに遜色ない成績が報告されている[5,6]。

　がん細胞は，免疫系を制御するチェックポイントを利用し，T細胞を抑制することによって，自身を防御する免疫逃避を獲得している。T細胞表面上にある重要な抑制性の免疫チェックポイント分子にCTLA-4やPD-1が存在し，これらの機能を阻害し，T細胞の抑制を解除して活性化することで抗腫瘍効果を発揮する薬剤の一つが，抗PD-1抗体であるNIVである。一方，前臨床のモデルにおいて，タキサン系などの殺細胞性抗がん剤による化学療法により，がん細胞が死滅することで腫瘍特異的抗原が放出され，T細胞を活性化することが示されている[7]。また，動物モデルにおいて，化学療法により，腫瘍細胞はリンパ球が介在する殺細胞に敏感になるとの報告もある[8]。したがって，これらの化学療法の免疫賦活の側面と免疫チェックポイント阻害薬を併用することで，有効性の上乗せを期待できる可能性がある。

　DTXは，上述のCheckMate017およびCheckMate057以前は非小細胞癌に対する標準的な二次治療としてわが国でも長年使用されてきた薬剤である[1,2]。上述の通り，基礎研究から，化学療法が癌に対する免疫応答を賦活化させることが報告されており，化学療法と免疫チェックポイント阻害薬が相乗的に作用する可能性

がある。

　以上より，CheckMate017 および CheckMate057 の結果から新たな標準二次治療となった NIV に，化学療法 DTX を併用することで有意な生存期間延長に寄与することが期待されると考えられた。今回我々は，既治療進行・再発非小細胞肺がんに対する試験治療として新たな標準二次治療となった NIV に化学療法 DTX を併用する併用療法（NIV+DTX）の有用性を，標準治療である NIV 単剤療法を対照とする多施設共同ランダム化比較第Ⅱ/Ⅲ相試験を行うこととした。

先進医療技術の背景

　先進医療とは，国民の安全性を確保し，患者負担の増大を防止するといった観点を踏まえつつ，国民の選択肢を広げ，利便性を向上するという観点から，以下について，安全性，有効性等を確保するために一定の施設基準を設定し，当該施設基準に該当する保険医療機関の届出により，または安全性，有効性等を確保するために対象となる医療技術ごとに実施医療機関の要件を設定し当該要件に適合する保険医療機関の承認により，保険診療との併用を認めるものである[9]。

1. 未だ保険診療の対象に至らない先進的な医療技術（2または3を除く）
2. 承認または認証を受けていない（以下「未承認等」という）医薬品又は医療機器の使用を伴う先進的な医療技術
3. 承認または認証を受けて製造販売されている医薬品または医療機器について承認または認証事項に含まれない用法・用量，または効能・効果，性能等（以下「適応外」という）を目的とした使用を伴う先進的な医療技術

　現在，NIV は非小細胞肺癌においては，他の抗悪性腫瘍剤との併用について，有効性及び安全性が確立していない，と添付文書に記載されている。

　今回の多施設共同臨床試験（NIV vs NIV+DOC）の試験治療である NIV+DTX 併用療法は上記3に該当するため，NIV+DTX が将来的な保険収載が認められるよう，有効性と安全性を評価するため本試験は先進医療Bとして実施されることとなった。

プロトコールの概要（図1）

　本研究は既治療進行・再発非小細胞肺がんに対する試験治療B群（NIV+DTX 併用療法）の有用性を，標準治療A群（NIV 単剤療法）を対照とする多施設共同ランダム化比較第Ⅱ/Ⅲ相試験である。

　第Ⅱ相部分の主要評価項目は，6カ月無増悪生存割合，12週間以内の Grade3 以上肺臓炎発生割合であり，第Ⅲ相部分の主要評価項目は全生存期間，副次評価項目は無増悪生存期間，奏効割合，有害事象発生割

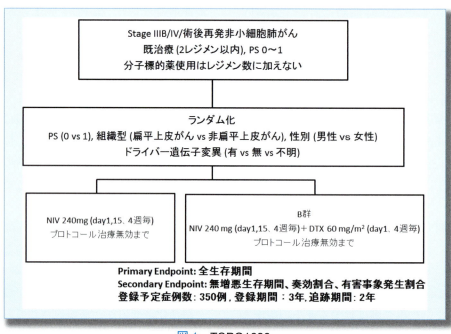

図1　TORG1630

合である。

進捗状況

2017年12月に第1例目が登録され，2019年4月現在までで96例が登録されている。

参考文献

1) Fossella FV, DeVore R, Kerr RN, et al: Randomized phase III trial of docetaxel versus vinorelbine or ifosfamide in patients with advanced non-small-cell lung cancer previously treated with platinum-containing chemotherapy regimens. Journal of Clinical Oncology 18: 2354-2362, 2000
2) Shepherd FA, Dancey J, Ramlau R, et al: Prospective randomized trial of docetaxel versus best supportive care in patients with non-small-cell lung cancer previously treated with platinum-based chemotherapy. Journal of Clinical Oncology 18: 2095-103, 2000
3) Brahmer J, Reckamp KL, Baas P, et al: Nivolumab versus Docetaxel in Advanced Nonsquamous Non-Small-Cell Lung Cancer. N Engl J Med 373: 123-39, 2015
4) Borghaei H, Paz-Ares L, Horn L, et al: Nivolumab versus Docetaxel in Advanced Squamous-Cell Non-Small-Cell Lung Cancer. N Engl J Med 373: 1627-39, 2015
5) Maruyama R, Nishiwaki Y, Tamura T, et al: Phase III study, V-15-32, of gefitinib versus docetaxel in previously treated Japanese patients with non-small-cell lung cancer. Journal of Clinical Oncology 26: 4244-52, 2008
6) Kawaguchi T, Ando M, Asami K, et al: Randomized phase III trial of erlotinib versus docetaxel as second- or third-line therapy in patients with advanced non-small-cell lung cancer: Docetaxel and Erlotinib Lung Cancer Trial (DELTA). Journal of Clinical Oncology 32: 1902-8, 2014
7) Apetoh L, Tesniere A, Ghiringhelli F, et al: Molecular interactions between dying tumor cells and the innate immune system determine the efficacy of conventional anticancer therapies. Cancer Res 68: 4026-4030, 2008
8) Ramakrishnan R, Assudani D, Nagaraj S, et al: Chemotherapy enhances tumor cell susceptibility to CTL-mediated killing during cancer immunotherapy in mice. J Clin Invest 120: 1111-1124, 2010
9) 先進医療制度の概要. 厚生労働省ホームページ（https://www.mhlw.go.jp/index.html）

32 大腸がん術後に対するアスピリン (B61)
Stage Ⅲ治癒切除大腸がんに対する術後補助療法としてのアスピリンの有用性を検証する二重盲検ランダム化比較試験：JCOG1503C, EPISODE-Ⅲ試験

国立がん研究センター中央病院 消化管内科　医長　髙島　淳生
埼玉医科大学国際医療センター 消化器内科　教授　濱口　哲弥

はじめに

　大腸がんは，日本で罹患数が最も多く，2番目に死亡数が多いがん種である。Stage Ⅲ大腸がんに対する標準治療は手術＋術後補助化学療法であるが，約3割で再発をきたし，さらなる治療成績の向上が求められている。

　アスピリンは，非ステロイド性抗炎症薬（Non-Steroidal Anti-Inflammatory Drugs：NSAIDs）の一つであり，1897年に世界初の人工合成医薬品として開発されて以来，世界中で広く使われている薬剤である。開発当初は，解熱・鎮痛薬として頻用されてきたが，その後，脳梗塞や虚血性心疾患の予防薬として広く用いられている。さらに，近年，アスピリンが抗腫瘍効果を有することが報告され，特に大腸がん術後の再発予防効果が多数報告されている。アスピリンは通常の抗がん剤と比べ毒性は圧倒的に少なく薬剤費も非常に安いため，リスクが低い薬剤であるといえる。しかし，有効性に関する報告はいずれも後向きの研究であり前向き研究の報告は国内外を問わずまだなく，大腸癌術後補助療法としてのアスピリンの有用性は明らかではない。

　上記背景をもとに適応外薬であるアスピリンのStage Ⅲ大腸がんに対する有用性を検証する二重盲検ランダム化比較試験（JCOG1503C：EPISODE-Ⅲ試験）を日本臨床腫瘍研究グループ（JCOG）大腸がんグループで実施中である（jRCTs031180009）。本稿では，EPISODE-Ⅲ試験の背景，概要，進捗状況を述べる。

先進医療技術の背景

1）アスピリンの抗腫瘍効果のメカニズム

　アスピリンの抗腫瘍効果の主なメカニズムは，アラキドン酸カスケードにおけるシクロオキシナーゼ（COX）活性を抑制し，腫瘍増殖に関わるプロスタグランジンE2の産生を抑制することであると考えられている。それ以外にも，NF-kB経路や，RAF/MAPK経路に作用することで抗腫瘍効果を発揮するとの報告や，抗血小板作用が微小転移を抑制するとの報告，さらには腫瘍免疫に関連するとの報告[1]もあるものの，そのメカニズムは未だ明らかではない。

2）大腸がんに対するアスピリンの有用性

　アスピリンの抗腫瘍効果に関する報告は比較的最近のことである。1988年に大規模コホート研究によりアスピリンを内服していた集団では，特に大腸がんの発生が低下することが示唆された。それ以降，大腸がんの前駆状態である大腸腺腫の発生予防や，早期大腸がん・腺腫の再発予防に関するランダム化比較試験が数多く報告されている。さらに，2009年以降には，進行大腸がんに対する延命効果を示唆する観察研究の結果が報告されている（表1）。

　既報より，アスピリンの効果は術後補助化学療法におけるオキサリプラチンのフッ化ピリミジンに対する上乗せ効果よりも大きい可能性が示唆される。一方，副作用は，従来の抗がん剤と比べ圧倒的に軽く，薬剤費も安いため非常に魅力的な薬剤といえる。しかし，大腸がん術後補助療法における前向き介入研究はな

表1 進行大腸がんに対するアスピリンの有効性に関する主な報告

	対象	生存期間：調整後ハザード比（95% CI）	大腸癌特異的生存期間：調整後ハザード比（95% CI）
Chan AT, et. al.[2]	Stage I-III	0.79 (0.65-0.97)	0.71 (0.53-0.95)
Zell JA, et. al.[3]	全大腸がん	0.71 (0.53-0.95)	0.58 (0.40-0.84)
Coghill AE, et. al.[4]	閉経後女性の全大腸がん	-	0.72 (0.51-1.03)
McCowan C, et. al.[5]	全大腸がん	0.67 (0.57-0.79)	0.58 (0.45-0.75)
Reimers MS, et. al.[6]	70歳以上の全大腸がん	0.59 (0.44-0.81)	-
Walker AJ, et. al.[7]	全大腸がん	0.91 (0.82-1.00)	-
Ng K, et. al.[8]	Stage III	0.52 (0.19-1.46)	DFS：0.68 (0.42-1.11)
Bains SJ, et. al.[9]	全大腸がん	0.95 (0.90-1.01)	0.85 (0.79-0.92)

く，心血管系イベント予防目的で投与されていたアスピリンの有無を，コホート研究のデータを用いたad hocな解析や観察研究で検討したもののみであり，術後補助療法として投与されたアスピリンの効果を検討したものではない。このため，アスピリン群と非投与群の患者背景は異なっており，アスピリンの用量や投与期間も一定ではなく，質の高いエビデンスとはいえない。

上記報告をもとに，適応外薬であるアスピリンのStage III大腸がんに対する有用性を検証する二重盲検ランダム化比較試験を立案した。なお，2019年4月現在，大腸がん術後に対するアスピリンの有効性を検証するためのランダム化比較試験が海外において8試験進行中である。

EPISODE-III 試験のプロトコールの概要

1）試験シェーマ（図1）

2）目的・試験概要

Stage III治癒切除大腸がん患者に対する術後補助化学療法にアスピリンを併用することの，プラセボに対する無病生存期間における優越性を検証し，新たな標準治療を確立することである。アスピリンは，医薬品医療機器等法上適応外であるため，本試験は先進医療B制度下で実施し，本試験でアスピリンの有用性が検証された場合，公知申請を通じて適応拡大を目指す。また，附随研究として，血液および腫瘍組織を用いたトランスレーショナル研究を行うことで，アスピリンの効果予測因子となり得るバイオマーカーの開発も目指す。

- Primary endpoint： 無病生存期間
- Secondary endpoints： 全生存期間，無再発生存期間，試験薬（プラセボ／アスピリン）の相対用量強度，有害事象発生割合，重篤な有害事象発生割合
- 予定登録数：880例，登録期間：3年，追跡期間：登録終了後6年（主たる解析は登録終了後3年），解析期間1年，総研究期間10年

3）プロトコール治療

- 術後補助化学療法
  カペシタビン療法，mFOLFOX6療法，またはCAPOX療法6か月。なお，pT1-T3かつN1の場合，CAPOX療法3か月も許容する。
- アスピリン／プラセボ
  アスピリン（100 mg）または，プラセボを1日1回1錠，連日3年間内服する。
  プラセボおよびアスピリンは，バイエル薬品株式会社から無償提供を受けている。また，盲検化の質を担保するために，アスピリンとプラセボの保管と各施設への配送は業者に外注する。

4）登録数設定根拠

標準治療群の3年無病生存割合を74%と仮定し，アスピリン併用による上乗せ効果を6%（ハザード比0.74），片側 $\alpha=0.05$，$\beta=0.2$（検出力80%）と設定，

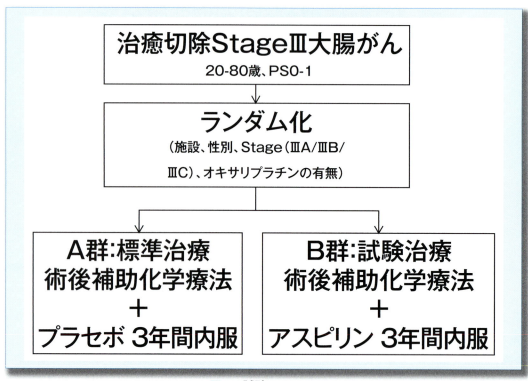

図1　試験シェーマ

登録期間3年，追跡期間3年（主たる解析），若干の追跡不能患者を考慮して予定登録数は880例とした。

進捗状況

2017年12月に先進医療技術審査部会で承認を得，2018年3月に申請医療機関である国立がん研究センター中央病院で患者登録が開始となった。また，2019年1月には全協力医療機関19施設において患者登録が可能となった。2019年4月末までに74例が登録されている。なお本試験は，AMEDの支援を受けている（課題番号JP19ck0106313）。

おわりに

本試験は，既存薬の適応拡大を目指しており，いわゆるドラッグ・リポジショニングに相当する。アスピリンは，解熱・鎮痛薬，心血管系イベント予防薬として広く使われており，従来のがんの化学療法と比べ毒性は圧倒的に少ないことがわかっている。また，アスピリンは一錠5.6円のみであり3年間内服しても薬価は総計6,132円と安くコストベネフィットに優れており，非常に魅力的な薬剤といえる。

本試験を通じて，アスピリンが大腸がんの再発を減らすことを検証できれば，StageⅢ大腸がん術後に対する新たな標準治療として確立され大腸がん治療ガイドラインに採用されることが期待される。さらには，公知申請を通じた適応拡大を目指すこととなる。

参考文献

1) Zelenay S, van der Veen AG, Böttcher JP, Snelgrove KJ, Rogers N, Acton SE, Chakravarty P, Girotti MR, Marais R, Quezada SA, Sahai E6, Reis e Sousa C. Cyclooxygenase-Dependent Tumor Growth through Evasion of Immunity. Cell. 2015 Sep 10;162(6):1257-70.
2) Chan AT, Ogino S, Fuchs CS. Aspirin use and survival after diagnosis of colorectal cancer. JAMA. 2009 Aug 12;302(6):649-58.
3) Zell JA, Ziogas A, Bernstein L, Clarke CA, Deapen D, Largent JA, Neuhausen SL, Stram DO, Ursin G, Anton-Culver H. Nonsteroidal anti-inflammatory drugs: effects on mortality after colorectal cancer diagnosis. Cancer. 2009 Dec 15;115(24):5662-71.
4) Coghill AE, Phipps AI, Bavry AA, Wactawski-Wende J, Lane DS, LaCroix A, Newcomb PA. The association between NSAID use and colorectal cancer mortality: results from the women's health initiative. Cancer Epidemiol Biomarkers Prev. 2012 Nov;21(11):1966-73.
5) McCowan C, Munro AJ, Donnan PT, Steele RJ. Use of aspirin post-diagnosis in a cohort of patients with colorectal cancer and its association with all-cause and colorectal cancer specific mortality. Eur J Cancer. 2013

Mar;49(5):1049-57.
6) Reimers MS, Bastiaannet E, van Herk-Sukel MP, Lemmens VE, van den Broek CB, van de Velde CJ, de Craen AJ, Liefers GJ. Aspirin use after diagnosis improves survival in older adults with colon cancer: a retrospective cohort study. J Am Geriatr Soc. 2012 Dec;60(12):2232-6.
7) Walker AJ, Grainge MJ, Card TR. Aspirin and other non-steroidal anti-inflammatory drug use and colorectal cancer survival: a cohort study. Br J Cancer. 2012 Oct 23;107(9):1602-7.
8) Ng K, Meyerhardt JA, Chan AT, Sato K, Chan JA, Niedzwiecki D, Saltz LB, Mayer RJ, Benson AB 3rd, Schaefer PL, Whittom R, Hantel A, Goldberg RM, Venook AP, Ogino S, Giovannucci EL, Fuchs CS. Aspirin and COX-2 inhibitor use in patients with stage III colon cancer. J Natl Cancer Inst. 2014 Nov 27;107(1):345.
9) Bains SJ, Mahic M, Myklebust TÅ, Småstuen MC, Yaqub S, Dørum LM, Bjørnbeth BA, Møller B, Brudvik KW, Taskén K. Aspirin As Secondary Prevention in Patients With Colorectal Cancer: An Unselected Population-Based Study. J Clin Oncol. 2016 Jul 20;34(21):2501-8.

33 個別化医療に向けたマルチプレックス遺伝子パネル検査研究（B63）

がん先進医療の最前線

国立がん研究センター中央病院　臨床検査科　医員　**角南久仁子**

はじめに

「ゲノム医療」の実現を目指し，遺伝子パネル検査の日常臨床への実装が進んでいる。国立がん研究センター中央病院では，研究所が中心となって開発した遺伝子パネル検査である「NCCオンコパネル」用いた"TOP-GEAR (Trial of Onco-Panel for Gene-profiling to Estimate both Adverse events and Response)" プロジェクトを通して，ゲノム医療実装化のモデルケースを構築してきた。一方，厚生労働省が主導し国内のゲノム医療提供体制整備も進んでいる。2018年4月には，11のがんゲノム医療中核拠点病院（以降，中核病院）および，100のゲノム医療連携病院（以降，連携病院）が指定された。連携病院は徐々に施設数を増やし，2019年4月現在，全国で211施設が指定を受けている。両者が検査結果を解釈する専門家会議である「エキスパートパネル」を介して連携することで，全国どこでもゲノム医療が受けられるような体制がとられている。

本稿では，この体制を用いた初のゲノム医療としての先進医療である「個別化医療に向けたマルチプレックス遺伝子パネル検査研究」について紹介する。

先進医療技術の背景

・NCCオンコパネルの概要

NCCオンコパネルは，ターゲットキャプチャー法を用いた多遺伝子パネルである。研究所および中央病院の研究者や医師によって選択された，がん関連の114遺伝子が搭載されている（表1）。114遺伝子の全エクソン領域を対象として変異・増幅を，うち12遺伝子についてはブレイクポイントを含むイントロン領域も解析することで遺伝子融合が検出可能である。シークエンスデータ解析には当センター研究所バイオインフォマティクス部門が構築したcisCallという解析プログラムを使用している[1]。

ホルマリン固定パラフィン包埋（FFPE）組織検体由来DNAおよびコントロールに末梢血から抽出した正常検体DNAを用いたマッチドペア解析を採用しているため，遺伝子多型が完全に除去できることや，得られた遺伝子変異が生殖細胞系列変異なのか体細胞変異なのかを断定できることが特長である。また，腫瘍変異負荷（tumor mutation burden, TMB）が免疫チェックポイント阻害剤の効果予測因子として注目されているが，全長0.5 Mb以上で，全エクソンシークエンスの結果との相関が得られると報告されている[2]。NCCオンコパネルは全長約1.4Mbとシークエンス領域が長く，腫瘍変異負荷（tumor mutation burden, TMB）の推定が可能である[3]。

・NCCオンコパネルの臨床的有用性 ―TOP-GEARの成果―

TOP-GEARプロジェクトでは，2013年より臨床研究としてNCCオンコパネルの実行可能性および臨床的有用性を段階的に検証してきた。

2016年5月から2018年3月までの期間では，1歳以上の固形がん症例について，主治医が，遺伝子パネル検査が診療方針決定の補助に有益と判断した場合は登録可能とし，より臨床検査に近い運用でNCCオン

表1 NCCオンコパネル搭載遺伝子

114 mutation・amplification (whole exon)					12 fusion genes
ABL1	CRKL	IDH2	NF1	RAC2	ALK
ACTN4	CREBBP	IGF1R	NFE2L2/Nrf2	RAD51C	AKT2
AKT1	CTNNB1/b-catenin	IGF2	NOTCH1	RAF1/CRAF	BRAF
AKT2	CUL3	IL7R	NOTCH2	RB1	ERBB4
AKT3	DDR2	JAK1	NOTCH3	RET	FGFR2
ALK	EGFR	JAK2	NRAS	RHOA	FGFR3
APC	ENO1	JAK3	NRG1	ROS1	NRG1
ARAF	EP300	KDM6A/UTX	NTRK1	SETBP1	NTRK1
ARID1A	ERBB2/HER2	KEAP1	NTRK2	SETD2	NTRK2
ARID2	ERBB3	KIT	NTRK3	SMAD4	PDGFRA
ATM	ERBB4	KRAS	NT5C2	SMARCA4/BRG1	RET
AXIN1	ESR1/ER	MAP2K1/MEK1	PALB2	SMARCB1	ROS1
AXL	EZH2	MAP2K2/MEK2	PBRM1	SMO	
BAP1	FBXW7	MAP2K4	PDGFRA	STAT3	
BARD1	FGFR1	MAP3K1	PDGFRB	STK11/LKB1	
BCL2L11/BIM	FGFR2	MAP3K4	PIK3CA	TP53	
BRAF	FGFR3	MDM2	PIK3R1	TSC1	
BRCA1	FGFR4	MDM4	PIK3R2	VHL	
BRCA2	FLT3	MET	POLD1		
CCND1	GNA11	MLH1	POLE		
CD274/PD-L1	GNAQ	MTOR	PRKCI		
CDK4	GNAS	MSH2	PTCH1		
CDKN2A	HRAS	MYC	PTEN		
CHEK2	IDH1	MYCN	RAC1		

コパネルを実施した。622例の解析を行い，DNA量不足やDNA品質不良であった症例や，他者検体のコンタミネーションが疑われた症例などを除いた507例（81.7%）にレポート返却を行った。そのうち2017年5月までの約1年間に解析を行った230例中187例（81.3%）が成功し，156例（83.4%）で1つ以上の遺伝子異常が検出された。Actionable遺伝子異常を，日本臨床腫瘍学会・日本癌治療議論学会・日本癌学会合同「次世代シークエンサー等を用いた遺伝子パネル検査に基づくがん診療ガイダンス（第1.0版）」（3学会合同ガイダンス）[4]の治療薬に対するエビデンスレベル3A以上とすると，109例（58.2%）でactionable遺伝子異常が検出され，25例（13.4%）では遺伝子異常に合致する治療薬が投与され臨床的有用性が示された[3]。また，がん種の分布をみると登録症例の過半数は肉腫を中心とした希少がんであり，標準治療のないもしくは乏しいがん種の治療方針決定のために遺伝子パネル検査の結果を参考にしたいという臨床のニーズがあることが示唆された。

先進医療プロトコールの概要

対象はPerformance Status良好な16歳以上の切除不能または再発病変を有する原発不明がん，若しくは，標準治療がない／終了後／終了見込みの固形がん患者である。主要評価項目は3学会合同ガイダンス（第1.0版）のエビデンスレベル3A以上をactionableと定義したとき，actionable遺伝子異常を有する症例の割合であり，NCCオンコパネルの臨床的有用性を多施設共同試験として確認することを目的としている。

文書による同意取得後，検査会社（株式会社理研ジェネシス）へ解析対象の腫瘍FFPE検体と正常コントロールの末梢血検体を送付し，検査会社が準備するクラウドストレージを介して結果を受領する。連携病院の症例についてはエキスパートパネルのため，一度自施設に戻ってきた結果を，連携関係にある中核病院へクラウドストレージを介して送付する。中核病院で開催されるエキスパートパネルには，連携病院もWeb会議システム等を利用して参加し，検出された遺伝子異常に基づく治療やそのエビデンスレベルが検討される。

検査費用は約67万円であるが，国立がん研究センター中央病院が公的研究費から1症例当たり約20万円を負担し，患者負担軽減を図った。

予定症例数はがん種を問わず最低205例，最大350例で，予定登録期間は12ヵ月であった。

進捗状況

　国立がん研究センター中央病院が申請医療機関となり2018年4月から登録を開始した。最終的には中核病院9施設を含む計50施設が参加し，想定以上に症例集積が進んだため，2018年12月に登録終了となった。追跡期間終了後，2019年度中に結果を報告する予定である。

参考文献

1) Kato, M., et al.: A computational tool to detect DNA alterations tailored to formalin-fixed oaraffin-embedded samples in cancer clinical sequencing. Genome Med 2018, 10: 44.
2) Chalmers, Z. R., et al: Analysis of 100,000 human cancer genomes reveals the landscape of tumor mutational burden, Genome medicine. 9, 34,2017
3) Sunami K,et al:：Feasibility and utility of a panel testing for 114 cancer‐associated genes in a clinical setting: A hospital‐based study, Cancer Science, in press.
4) 日本臨床腫瘍学会，日本癌治療学会，日本癌学会合同「次世代シークエンサー等を用いた遺伝子パネル検査に基づくがん診療ガイダンス（第1.0版）」．2017年

34 重粒子線治療　直腸がん（B64）

がん先進医療の最前線

量子科学技術研究開発機構　放射線医学総合研究所重粒子治療研究部　部長　山田　滋

先進医療技術の背景

　直腸がんの局所再発率は，術式や手術操作の改良により近年低下してきているが，現在でも5-15％に再発は見られている。直腸がん局所再発に対しては外科治療が第一選択であるが，適応になる症例は少なく，放射線治療が選択されることが多い。直腸がん切除後の局所再発に対する放射線単独治療後の生存期間中央値は6-16月，2年生存率は20-24％と満足できる成績とはいえなかった。その理由として，直腸がん術後再発は，高中分化型腺がんや低酸素細胞が多く放射線感受性が低いこと，さらに腫瘍周囲の消化管，膀胱など耐用線量が低い臓器を照射野から外すことが困難なため，十分な線量を照射することができないことが考えられた。最近では，3D-CRTやIMRT等の高精度放射線治療を用いる施設が増え，さらに化学療法の発達や分子標的薬の併用により治療成績の改善が認められるようになった。そのため2年生存率は約80％と良好な成績を得られるようになったが，3年は50％前後で5年は20％の報告が多く長期生存は困難であることが現状である。

　重粒子線は①線量分布が優れていることから周囲に消化管等の放射線感受性が高い正常組織が存在しても，それらを避けて腫瘍のみ選択的に照射が可能であること，②生物学的効果が高いことより，従来の治療抵抗性腫瘍に対しても高い殺細胞作用を示すことである。これらのことから直腸がん術後再発に対する重粒子線治療に期待がもたれた。

　放医研では直腸がん術後骨盤内再発に対して2001年から重粒子線治療の第I/II床試験を開始し，安全性・有効性が確認された後，2003年11月より先進医療として治療を施行している。73.6Gy（RBE）/16回で照射された151例の3年および5年局所制御率は91％，88％，3年および5年全生存率はそれぞれ78％，59％であった[1]。また，日本の3施設の後ろ向きに解析した224例の成績でも，3年および5年全生存率は73％，51％であった[2]。手術療法では治癒切除例の5年生存率が30-40％であり，重粒子線治療の成績は手術療法の成績に匹敵するものであった。さらに本試験の対象症例の大部分が切除不能例であることを考慮すると，本成績は極めて良好な成績と思われた。

　現在では，上記臨床試験によって得られた推奨線量（73.6Gy（RBE））を用いた治療が国内4施設で可能な状況となり，施設横断的な安全性，有効性の検証ができる環境が整ってきた。本試験では，直腸がん術後骨盤内再発に対する重粒子線治療について，3年生存率をプライマリーエンドポイントとし，多施設共同でその治療効果および安全性の評価を目指すものである。

プロトコールの概要

1．試験の目的
　直腸癌術後骨盤内再発症例を対象に，重粒子線治療の多施設共同試験を行い，安全性と有効性を評価する。

2．評価指標（エンドポイント）
主要評価項目：3年生存率
副次的評価項目：局所制御期間，全生存期間，無増悪生存期間，有害事象，費用対効果，Quality of Life

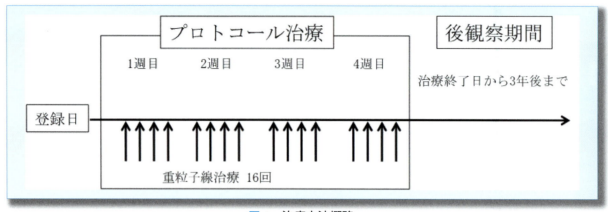

図1　治療方法概略
重粒子線治療は各研究施設に設置された医用重粒子加速器および照射装置を用い，1日1回4.6Gy（RBE）（週4回法），合計16回，総線量73.6Gy（RBE）を照射する。試験治療終了後は，後観察期間を設け，評価・検査を実施する。

（QOL）評価

3. 対象（以下に主な基準を提示する）

選択基準：1）原発性直腸がん切除後の骨盤内に限局する再発病変である。2）評価可能病変を有する。3）同意取得時年齢が20歳以上である。4）Performance Status（ECOG）が0-2である。5）主要臓器機能が保たれている。

除外基準：1）臨床的標的体積における最大径が15cmを超える。2）照射領域に開放創あるいは活動性で難治性の感染を有する。3）消化管および膀胱・尿道に浸潤を認める。4）当該照射部位に放射線治療の既往がある。5）治癒切除の適応がある。6）遠隔転移を有する。7）活動性の重複がん。

4. 試験治療方法

1日1回4.6Gy（RBE），2週間で6-8回を原則とし，合計16回，総線量73.6Gy（RBE）の重粒子線治療を施行する。

5. 目標症例数　32例

6. 試験実施期間

2018年6月から2023年5月まで5年間（登録締切日：2020年5月）

 進歩状況

2018年6月から開始され，2019年3月まで8例を登録した。比較的順調に症例は登録されている。現在は量子科学技術研究開発機構QST病院（旧放医研病院）・群馬大学重粒子線医学センター・九州国際重粒子線がん治療センター・兵庫県立粒子線医療センター・神奈川県立がんセンター・大阪重粒子線センターで治療を行っている。

詳細については https://www.nirs.qst.go.jp/hospital/J-CROS/ で閲覧可能である。

参考文献

1) Yamada S, Kamada T, Ebner D, Shinoto M, et al. Carbon-Ion Radiation Therapy for Pelvic Recurrence of Rectal Cancer. Int J Radiat Oncol Biol Phys 96, 93 - 101, 2016
2) Shinoto M, Yamada S, Okamoto M et al. Carbon-ion radiotherapy for locally recurrent rectal cancer. Radiother Oncol 132, 236–240,2019

がん先進医療の最前線

35 マルチプレックス遺伝子パネル検査　固形がん　(B65)

東京大学医学部附属病院女性外科　准教授／東京大学医学部附属病院ゲノム診療部　織田　克利

先進医療技術の背景

　がんマルチプレックス遺伝子パネル検査としてさまざまなものが開発されているが，先進医療Bとして実施中の東大オンコパネル（Todai OncoPanel: TOP）は，国内で独自に開発されたがん遺伝子パネル検査であり，464遺伝子を対象としたDNAパネルに加え，463遺伝子を対象としたRNAパネルを搭載していることが最も大きな特徴である（対象遺伝子数を増やすなど，技術開発も進めている）（図1）[1]。

　DNAパネルでは，ゲノム全体で約8,500の一塩基多型（SNP）プローブを用いており，正常DNAをReferenceに用いることで，高解像度のアレル別コピー数解析，ペアチェック（同一個人由来か否かの確

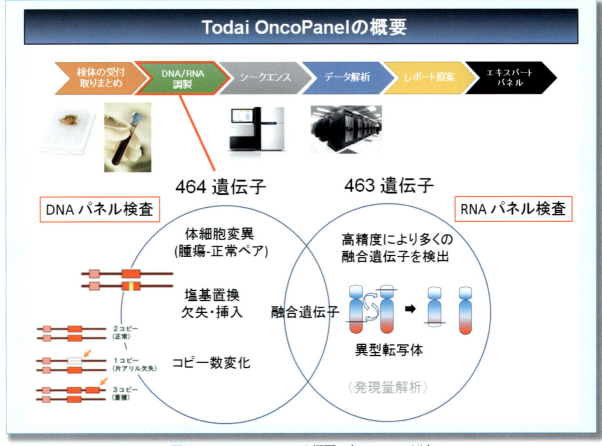

図1　Todai OncoPanel の概要．（PPTファイル）

認）も行っている。遺伝子変異総数（Tumor Mutational Burden: TMB）は，免疫チェックポイント阻害剤の感受性やマイクロサテライト不安定性等とも関連しており，本先進医療 B では，ターゲットとするエクソン領域で，10/Mb を超える変異数が認められた場合を TMB-High としている。

RNA パネルでは，463 遺伝子を対象に融合遺伝子の検出を行っている。多くの融合遺伝子の Break Point はイントロン領域にあるため，DNA パネル（主にエクソン領域を対象としている）では検出が難しい。一方，RNA パネルでは，RNA キャプチャー法を用い，エクソン同士をつなぐプローブを効率的に配置することが可能である。本先進医療 B の RNA パネルでは，肺腺がんの融合遺伝子（n=67），肉腫融合遺伝子（n=212），公共データベースの融合遺伝子（n=370）をカバーしている。また，*MET* のエクソン 14 の skipping mutation のように，異型転写体が治療標的となる場合があり[2]，これも RNA パネルを用いることで検出が可能である。*CTNNB1* を含め，異型転写体の検索も行っている。RNA パネルでは，遺伝子発現量を解析できることも特徴である。例えば，染色体コピー数異常や融合遺伝子等が見つかった場合に，実際に発現量が上昇しているかを参照することも可能である。*BRCA1/2*, *MSH2/6*, *CD274*（*PD-L1*）など，125 遺伝子の発現量解析が含まれている。

 ## プロトコールの概要

研究の目的：

治癒切除不能または再発の病変を有し，標準治療が存在する疾患では抗悪性腫瘍薬等による標準治療がすでに行われているものの，根治が困難と考えられる Performance Status（PS）1 以下のがん患者を対象として，東大オンコパネル（Todai OncoPanel）を用いて，治療介入への判断の根拠または病理学的診断の補助となり得る遺伝子異常を有する症例の頻度を解析し，東大オンコパネルの臨床的有用性を検証することを研究目的としている。

研究の対象：

以下の適格基準をすべて満たす患者である。

1）病理学的診断によって，悪性腫瘍であることが診断されている（がん腫，肉腫いずれも含むが血液腫瘍を除く）。

2）治癒切除不能または再発により，標準治療による根治が困難と考えられる。

3）標準治療がない，標準治療が終了している，もしくは終了が見込まれる。

4）パネル検査の実施によって次の治療選択に関して利益があると考えられる患者。

5）Performance Status（PS）が 0 または 1 である。

6）評価可能な量のがんを含む病理標本があり，正常細胞として末梢血の採血が可能な症例。

7）本研究の参加について患者本人から文書でインフォームド・コンセントが得られている（20 歳未満の場合は法的に認められる代諾者の同意を必須とする）。

主要評価項目：

治療介入への判断根拠または病理組織学的診断の補助となり得る遺伝子変異を持つ患者頻度

副次評価項目：

遺伝子変異に対応する治療薬が投与された頻度，治療方針の選択に本検査結果が用いられた頻度，既承認体外診断薬との一致率，遺伝カウンセリングを要する生殖細胞系列の変異頻度

患者負担費用：約 91 万円
目標症例数：200 例
研究期間：2018 年 8 月～2020 年 1 月（登録期間：2018 年 8 月～2019 年 12 月）

 ## 進捗状況

先進医療 B として開始する前に，2017 年 2 月より東京大学医学部附属病院におけるがんゲノム医療研究プロジェクトとして，238 例を対象に TOP パネルによる解析を実施してきた。その結果，治療標的となりうる変異（承認薬，国内治験薬の標的とする変異）が 33％，TMB-High が 8.7％，遺伝カウンセリングの対象となる二次的所見が 7.6％で検出されている[3]。

本先進医療は 2018 年 8 月より開始しており（UMIN 試験 ID: UMIN000033647），現在 16 のがんゲノム医療連携病院とともに実施中である。2019 年 4 月からは新たに 3 施設が加わる予定である。2019 年 3 月末日時点で登録症例数は 100 を超えており，順調に推移

している。

参考文献

1) 高阪真路, 辰野健二, 織田克利.【がんゲノム医療・Precision Medicine の展開と諸問題】Todai OncoPanel（TOP）を用いたクリニカルシークエンス. 腫瘍内科 22(5) 511-518 2018.

2) Cortot AB, Kherrouche Z, Descarpentries C, Wislez M, Baldacci S, Furlan A, Tulasne D. Exon 14 Deleted MET Receptor as a New Biomarker and Target in Cancers. *J Natl Cancer Inst* 109 (5) 2017

3) Kohsaka S, Tatsuno K, Ueno T et al. Comprehensive assay for the molecular profiling of cancer by target enrichment from formalin-fixed paraffin-embedded specimens. *Cancer Science* 2019 Feb 9. doi: 10.1111/cas.13968. [Epub ahead of print]

36 マルチプレックスがん遺伝子パネル検査　固形がん（B66）

がん先進医療の最前線

大阪大学大学院医学系研究科　医学専攻 ゲノム生物学講座・がんゲノム情報学　教授　**谷内田真一**

先進医療技術の背景

　本邦における死因の第1位はがんであり，がんによる死亡者数は年々増加し，2018年推計値は約38万人である。また食生活の欧米化等に伴い，がん種の発症頻度も変化している。がんに対する治療の多くは病理組織学的な分類に基づいて行われるが，同じがん種であっても患者ごとの治療反応性は大きく異なる。その理由として，同一のがん種においても個人間でがんゲノム異常は多様性があることが挙げられる。これらのがん遺伝子異常に対応した分子標的薬剤が開発され，有効性が示されているが，その遺伝子異常を見つけるためには薬剤に紐づいたコンパニオン診断薬で一つずつ確かめなければならない。しかし本邦で承認されたコンパニオン診断薬等は17個のみである（2019年2月14日時点）。

　近年の次世代シーケンサーの革新的な進歩により，さまざまながん種における全エクソーム・シーケンス解析や全ゲノム・シーケンス解析などの探索的，包括的なゲノム解析が進み，その成果の臨床への応用が期待されている。次世代シーケンサーを中心としたゲノム解析を医療現場で行い，患者ごとに多数の遺伝子異常を短時間で明らかにし，その結果に即して行う医療，すなわち「ゲノム医療」が本邦の国策として始まっている。

　大阪大学医学部附属病院は，2018年2月に厚生労働省より「がんゲノム医療中核拠点病院」に指定され，上述の背景のもと2018年10月1日より患者のがん組織に含まれる遺伝子異常を一度に解析するがん遺伝子パネル検査（マルチプレックスがん遺伝子パネル検査）を進行・再発の難治性固形がんに対する先進医療Bとして開始した。

大阪大学医学部附属病院におけるマルチプレックスがん遺伝子パネル検査

　大阪大学医学部附属病院は，マルチプレックスがん遺伝子パネル検査としてOncomine™ Target Testシステムを使用している。Oncomine™ Target Testシステムは，現在承認されている抗がん剤に関連するドライバー遺伝子のほか，治療選択に有益な遺伝子など厳選された46遺伝子を搭載している。他のマルチプレックスがん遺伝子パネル検査と比較すると遺伝子数は少ないが，DNAを用いたシーケンス解析に加えて，RNAを用いたシーケンス解析を行うことから突然変異のみならず融合遺伝子の解析に適している。さらに本がん遺伝子パネル検査は，米国において肺非小細胞がんと臨床的に関連のある23の遺伝子がIVD（In-Vitro Diagnostics）としてFDAによる承認を受け，分析性能（技術的成熟度）は担保されている。

　Oncomine™ Target Testは「オンコマインDx Target Test CDxシステム」のIUO（Investigational Use Only）試薬を用いている。「オンコマインDx Target Test CDxシステム」は，BRAF遺伝子変異（V600E）を検出し，DabrafenibとTrametinib投与の患者同定用として2018年4月に製造販売承認を取得し，12月に保険収載されている。さらに全国肺がん遺伝子スクリーニングネットワークLC-SCRUM-Japanで蓄積された検体，遺伝子解析データから臨床

性能評価を行い，2019年2月26日にこれまでのBRAF遺伝子に加えてEGFR，ALK，ROS1の遺伝子診断が可能となり8種類の分子標的薬剤に対するコンパニオン診断薬として追加承認を受け，2019年6月に保険収載された。それに伴い「オンコマインDx Target TestマルチCDxシステム」に名称が変更された。つまり，基本的には同じ試薬とワークフロー，同じシーケンサーを用いているが，先進医療Bとコンパニオン診断薬としての検査が並行して使用されている現状である。

　大阪大学は2017年8月8日に，タカラバイオ株式会社と「ゲノム医療の推進を目的とした連携推進協定」を締結した。本協定により大阪大学医学部附属病院・オンコロジーセンター5階にクリニカルシーケンス・ラボラトリーズを設置し，次世代シーケンサーを用いたがん遺伝子パネル検査を臨床研究として開始した。このクリニカルシーケンス・ラボラトリーズはCAP-LAP対応（CLIA準拠）で，国際基準の品質管理体制でのクリニカルシーケンスを実施している。CAPはCollege of American Pathologists（米国病理医協会）のことで，世界100カ国以上の品質マネジメントシステムツールの提供・検査室認証及び教育も業務として行っている。LAPはCAPにより毎年実施されている国際的な臨床検査成績評価プログラムのことで，次世代シーケンサーを用いた検査が評価項目にある唯一の臨床検査成績評価プログラムである。米国においてはCLIA法の規制上，次世代シーケンスに関する検査はCAP-LAP取得が義務付けられている。本邦においてはそのような規制やガイドラインはないため，国際標準に合わせる形でCAP-LAP認証のため2018年8月に米国から査察官が来阪し，設備要件，人員要件，膨大な標準手順書などの査察を受け，リバイス後に承認を受けた。次世代シーケンサーを用いた解析・検査に関するCAP-LAP取得は「国内の病院」としては初めてとなる。

　大阪大学のがんゲノム医療に関する部署は，オンコロジーセンター棟内にほぼ集約されている。オンコロジーセンター（土岐祐一郎 センター長）の1階には採血室と診察室があり患者はほとんど待ち時間なしに採血を受け，続いて専門医により診察を受けることができる。2階と3階は化学療法室，4階はがん相談支援室やカウンセリング室，患者交流サロン，5階はエキスパートパネル（専門家会議）を行うキャンサーボードホールと前述のクリニカルシーケンス・ラボラトリーズがある。大阪大学医学部附属病院のがんゲノム医療の特徴は，すべてのプロセスを院内（附属病院・オンコロジーセンター）で実施しており，日本発の「院内完結型」でのがんゲノム医療の提供，がん遺伝子パネル検査の先進医療を行っている。院内のCAP-LAPラボでシーケンス解析を実施することにより，高品質，迅速かつ安価な「がん遺伝子パネル検査」の提供を目指している。また，本施設は大学医学部の附属病院，つまり教育機関である。院内の遺伝子検査室は，がんゲノム医療の流れ等を学ぶ上で極めて重要な教材であり，専門性の高い人材育成につながると考えている。

プロトコールの概要

　本先進医療は，本技術の性能を探索的に評価するために，大阪大学医学部附属病院および協力医療機関において，16歳以上で全身状態良好（ECOG performance status：0-1）の治癒切除不能の進行・再発の難治性固形がんを有し，標準治療がない，標準治療が終了している，もしくは終了が見込まれる患者で，説明・同意文書で同意を得た者を対象とする。がん患者のホルマリン固定パラフィン包埋（FFPE）ブロックを研究試料とする。本がん遺伝子パネル検査を次世代シーケンサー（Ion PGM™ Dx Sequencer）で行うことにより，個々の患者の将来的な治療選択のための検査として実施可能かについて，実地臨床において検討する（図1）。

　主要評価項目は全適格検査例を対象としたアクショナブル遺伝子異常を有する患者の割合である。副次評価項目は，1.全登録例，全適格例ごとのアクショナブル遺伝子を有する患者の割合，2.全適格例を対象としたシーケンス成功割合，3.全適格検査例を対象としたがん種別の各遺伝子異常割合，4.全適格検査例を対象としたがん種別の遺伝子異常に対する治療が国内に存在した割合，5.全適格検査例を対象とした治療薬・治験薬が投与された割合，6.全適格検査例を対象とした全生存期間である。予定実施期間は2018年10月から18カ月（登録期間12カ月，追跡期間6カ月）であり，予定被験者は200例である。先進医療にかかる費用は約445,000円で，このうち大阪大学医学部附属病

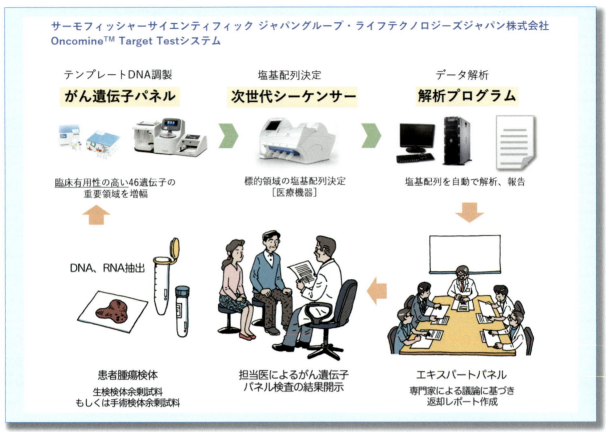

図1 Oncomine™ Target Test システムを用いたがん遺伝子パネル検査

院負担は約200,000円、よって患者負担額は約245,000円である。

進捗状況

Oncomine™ Target Test を用いたマルチプレックスがん遺伝子パネル検査は、順調に登録が進んでいる。大阪大学医学部附属病院と連携しているがんゲノム医療連携病院の多くが協力医療機関となり、協力医療機関からの登録数が増加している。大阪大学医学部附属病院の協力医療機関はすべて関西圏の病院で、大阪市を中心に35 km圏内にある。協力医療機関とのエキスパートパネルはWeb会議ではなく、協力医療機関の担当医（研究責任者もしくは研究実施担当者）が大阪大学医学部附属病院に来院し、face-to-faceでの議論を行っている。

特定非営利活動法人先進医療フォーラム

名誉会長	髙久	史麿	公益社団法人地域医療振興協会会長, 一般社団法人日本医学会連合名誉会長
理事長	大坪	修	学校法人青淵学園理事長,一般財団法人健康医学協会理事長
理 事	奥村	康	順天堂大学教授
理 事	小宮山	宏	株式会社三菱総合研究所理事長
理 事	佐藤	潔	順天堂大学特任教授
理 事	澤	芳樹	大阪大学大学院医学系研究科外科学講座心臓血管外科学教授
理 事	田尻	孝	日本医科大学名誉学長
理 事	田中	紘一	神戸国際フロンティアメディカルサポート顧問
理 事	幕内	雅敏	医療法人社団大坪会東和病院名誉院長
理 事	矢﨑	義雄	国際医療福祉大学総長
理 事	横倉	義武	日本医師会会長
監 事	加藤	久豊	元富士フイルムメディカル株式会社会長
監 事	鈴木	稔巳	公認会計士
監 事	中島	正治	東京海上日動火災保険株式会社顧問
顧 問	福地	茂雄	アサヒグループホールディングス株式会社相談役, 新国立劇場運営財団理事長,東京芸術劇場館長

先進医療 NAVIGATOR　がん先進医療の最前線

発　行　2019 年 8 月 20 日　初版第 1 刷発行

編　集　先進医療フォーラム

発行人　渡部新太郎

発行所　株式会社 日本医学出版
　　　　〒113-0033　東京都文京区本郷 3-18-11　TY ビル 5F
　　　　電話　03-5800-2350　FAX　03-5800-2351

イラスト　落合恵子

印刷所　モリモト印刷株式会社

Ⓒ Advanced Medicine Forum, 2019

ISBN978-4-86577-037-7　　　　　　　　　　　　　Printed in Japan

乱丁・落丁の場合はおとりかえいたします。

本書の複製権・翻訳権・上映権・譲渡権・公衆送信権（送信可能化権を含む）は,
㈱日本医学出版が保有します.

〈㈳出版者著作権管理機構委託出版物〉
本書の無断複写は著作権法上での例外を除き禁じられています. 複写される場合は,
そのつど事前に, ㈳出版者著作権管理機構（電話 03-3513-6969, FAX 03-3513-6979, info@jcopy.or.jp）の許諾を得てください.